国家老年疾病临床医学研究中心　组织编写

帕金森病居家照护
指导手册

主　编　常　红
副主编　刘凤春
编　者　（以姓氏笔画为序）

U0288026

历　静　首都医科大学宣武医院
刘凤春　首都医科大学宣武医院
张　茜　首都医科大学宣武医院
张艳艳　首都医科大学宣武医院
陈　玉　河北沧州市人民医院
孟　华　首都医科大学宣武医院
孟　茜　首都医科大学宣武医院
曹闻亚　首都医科大学宣武医院
常　红　首都医科大学宣武医院
梁建姝　首都医科大学附属北京天坛医院
程　艮　首都医科大学附属北京安定医院
魏　娜　首都医科大学宣武医院

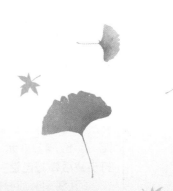

人民卫生出版社

图书在版编目（CIP）数据

帕金森病居家照护指导手册 / 常红主编 . —北京：
人民卫生出版社，2019
ISBN 978-7-117-28116-4

Ⅰ. ①帕… Ⅱ. ①常… Ⅲ. ①帕金森综合征 – 护理 –
手册 Ⅳ. ①R473.74–62

中国版本图书馆 CIP 数据核字（2019）第 152516 号

人卫智网	www.ipmph.com	医学教育、学术、考试、健康， 购书智慧智能综合服务平台
人卫官网	www.pmph.com	人卫官方资讯发布平台

帕金森病居家照护指导手册

主　　编：常　红
出版发行：人民卫生出版社（中继线 010-59780011）
地　　址：北京市朝阳区潘家园南里 19 号
邮　　编：100021
E - mail：pmph @ pmph.com
购书热线：010-59787592　010-59787584　010-65264830
印　　刷：北京盛通印刷股份有限公司
经　　销：新华书店
开　　本：710×1000　1/16　印张：6
字　　数：111 千字
版　　次：2019 年 9 月第 1 版　2019 年 9 月第 1 版第 1 次印刷
标准书号：ISBN 978-7-117-28116-4
定　　价：42.00 元
打击盗版举报电话：010-59787491　E-mail：WQ @ pmph.com
（凡属印装质量问题请与本社市场营销中心联系退换）

序

我国已进入老龄化社会发展阶段。截至 2017 年年底,我国 60 岁及以上老年人口已达 2.41 亿,占总人口的 17.3%。预计到 2050 年前后,我国老年人口数将达到 4.87 亿,占总人口的 34.9%。同时,衰老、神经系统疾病等严重影响老年人生活质量,全国目前失能、失智老年人口已超过 4000 万,其养老与医疗问题直接影响约 1 亿家庭。关注及关爱老年患者,帮助其得到安全、专业、有效的医疗、康复以及不同阶段的连续性照护是老年医学护理工作者的责任。

2017 年,全国老年神经疾病照护联盟以国家老年疾病临床医学研究中心(首都医科大学宣武医院)为依托正式成立,为国内疑难、重大神经疾病护理领域开展学术研究、交流及培训提供了一个良好的平台。目前全国已有 116 家医院成为联盟单位。

为做好老年神经疾病专病照护人员的培训,国家老年疾病临床医学研究中心、全国老年神经疾病照护联盟立足实践,以为老年人健康提供优质服务为目标,组织一大批在老年护理、神经疾病护理、神经康复、神经心理、社区护理等方面走在前列的医护人员共同编写了《老年人居家照护指导手册》《帕金森病居家照护指导手册》《脑卒中居家照护指导手册》和《阿尔茨海默病居家照护指导手册》。他们把多年临床实践与神经疾病患者照护需求相结合,以简练的文字、形象的图片,介绍了老年人常见健康问题以及脑卒中、阿尔茨海默病、帕金森等专科疾病的理论知识、照护方法,并结合微视频展示了不同疾病各阶段照护操作技巧。

这 4 本书的出版,不仅为大量需要长期照护的神经疾病老年患者带来福祉,也开启了神经系统疾病专病照护模式的新篇章,对于推动我国老年神经疾病专科照护工作具有深远意义,同时希望能对未来居家照护、养老照护、社区照护等提供有效的借鉴及指导,最终让更多的失能、失智老年人得到专业照护,提高生活质量。

赵国光
2018 年 12 月

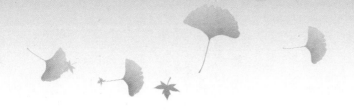

前言

　　帕金森病是一种常见的神经变性疾病。自英国医生詹姆斯·帕金森（James Parkinson）1817年首次报道该病以来，科学界对该病的研究历史已有200余年。该病多发生于老年人，其运动症状和非运动症状不仅会给患者带来诸多身体不适和生活不便，而且会影响患者的心理健康。在疾病发生、发展过程中，患者多数时间在家中度过，因此专业的居家照护将起到不可或缺的作用，不仅有助于减缓疾病进程，而且可以帮助患者正视疾病、改善生活现状、提升生存质量，有尊严地融入社会生活中。

　　本书从基础知识、专业评估、照护流程、居家康复训练等方面深入浅出地介绍了帕金森病的相关知识及照护技术，旨在为帕金森病居家照护者提供专业指导。书中附有相关护理操作的演示视频，方便读者学习并掌握护理操作要点。希望读者能够通过对本书的学习，掌握帕金森病专业照护知识和精准的照护技能，提高风险识别能力，及早发现患者的健康问题，并为其提供科学、正确、适宜、有效的照护措施。

　　众多联盟单位的专家们精诚合作，在本书的编写过程中倾注了大量的精力和汗水，在此一并表示衷心的感谢！

常　红

2019年3月

目录

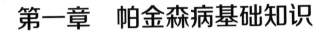

第一章　帕金森病基础知识

第一节　概　　述

一、定义

1. 帕金森病（Parkinson disease,PD）　又称震颤麻痹,是一种中老年人常见的神经变性疾病,其主要病理特征为黑质多巴胺能神经元变性死亡和残存神经元细胞质内路易小体形成,临床表现主要为静止性震颤、肌强直、动作迟缓、姿势不稳和步态障碍等。

2. 帕金森综合征　指特发性帕金森病以外各种原因引起的类似帕金森病表现的锥体外系运动障碍,包括动作迟缓,伴强直和静止性震颤。引起帕金森综合征的原因很多,常见的有药物及毒物作用、多系统萎缩、进行性核上性麻痹等。在某些疾病中,帕金森综合征可为主要临床表现,而在其他疾病中可仅是广泛的神经系统体征中的一部分。它可以和痴呆、共济失调、运动神经功能减退同时出现。

二、流行病学

1. 发病率　帕金森病的发病率相关研究甚少。流行病学资料显示,该病的全年龄段年发病率为(8~18)/10 万,65 岁以上年龄段约为 50/10 万,75 岁以上年龄段约为 150/10 万,85 岁以上年龄段约为 400/10 万。根据年龄累计发生率推算,60 岁老年人在 80 岁时罹患帕金森病的风险约为 2.5%。全球不同地区间帕金森病发病率无明显差异,男性的发病风险约为女性的 1.46 倍。

2. 患病率　帕金森病全人群患病率约为 0.3%。作为一种典型的老年慢性疾病,帕金森病在老年人群中患病率成倍增加。帕金森病在亚洲地区的患病率较低,其中中国全人群患病率仅为 16.7/10 万。

3. 患病人数　帕金森病作为典型老年疾病,其患病人数在可预见的未来将保持增长并长期维持在高水平状态。我国的帕金森病患病人数也正在急剧增加,排除帕金森病发病率变化及患者生存期延长等因素外,人口老龄化是最重要的原因。据预测,整个 21 世纪上半叶,我国将一直是世界上老年人口最多的国家,在目前和今后一段时间内帕金森病患病人数将占全球的半数左右。

4. 病死率　自左旋多巴制剂被发现并在临床广泛应用以来,帕金森病病死率已明显下降,目前帕金森病患者病死相对风险约为全人群的 2 倍。帕金森病患者预期寿命较正常人群明显缩短:确诊帕金森病时年龄在 25~39 岁的患者,剩余预期寿命约为 38 年,相同年龄段普通人群约为 49 年;确诊帕金森病时年龄在 40~64 岁的患者,剩余预期寿命约为 21 年,相同年龄段普通人群约为 31 年;确诊帕金森病时年龄在 65 岁以上的患者,剩余预期寿命约为 5 年,相同年龄段普通人群约为 9 年。

三、病因和发病机制

帕金森病的病因及发病机制迄今尚未明了,目前认为与遗传、环境因素、氧化应激、兴奋性神经毒性作用、年龄老化、自身免疫、细胞凋亡等因素密切相关(图 1-1-1)。

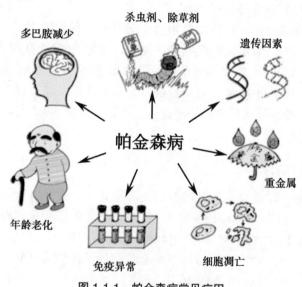

多巴胺减少　杀虫剂、除草剂　遗传因素　重金属　细胞凋亡　免疫异常　年龄老化

帕金森病

图 1-1-1　帕金森病常见病因

第二节　临床分期和分级

一、临床分期

帕金森病根据病变累及部位及临床表现形式分为 5 期(表 1-2-1、图 1-2-1)。

表 1-2-1　帕金森病临床分期及表现

分期	病变累及肢体	表现形式
Ⅰ期	单侧	单侧手抖、脚抖或有僵硬感,走路不如平时利索,拿东西不稳
Ⅱ期	双侧	双手抖,甚至全身抖,僵硬感加重,扣纽扣、拿筷子等日常活动变得困难,走路吃力,平衡感差
Ⅲ期	双侧	早期平衡障碍,抬腿困难,腿上像绑着沉重的沙袋,走路呈小碎步、拖步且身体前倾,易跌倒
Ⅳ期	双侧	常不自觉地流口水,吞咽困难,进食缓慢;言语不清,说话声音很小,旁人要凑近才能听清楚;表情呆板或无表情,出现"面具脸",面部肌肉越来越僵硬,很少眨眼睛,眼球运动也减少;运动困难,日常生活离不开家人护理
Ⅴ期	双侧	日常生活完全不能自理,局限于床上或轮椅上

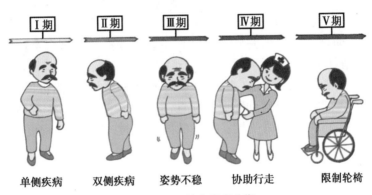

Ⅰ期	Ⅱ期	Ⅲ期	Ⅳ期	Ⅴ期
单侧疾病	双侧疾病	姿势不稳	协助行走	限制轮椅

图 1-2-1　帕金森病分期

二、临床分级与量表应用

目前临床中有多个帕金森病分级评价量表,常用的是 1967 年由 Margaret Hoehn 和 Melvin Yahr 提出的帕金森病分级量表,简称 Hoehn-Yahr 分级(表 1-2-2)。该量表简明、清晰,易于掌握,用于帕金森病临床分级及病情严重程度评价。

表 1-2-2　Hoehn-Yahr 分级表

分级	表现
0 级	无体征
1 级	单侧肢体受累表现

续表

分级	表现
1.5 级	单侧肢体受累表现,并影响躯干
2 级	双侧肢体受累表现,未损坏平衡
2.5 级	轻度双侧肢体受累表现,姿势反射稍差,但是能自己纠正
3 级	双侧肢体受累表现,有姿势平衡障碍,后拉试验阳性
4 级	双侧肢体严重受累,勉强能独立行走或站立
5 级	不能起床或生活在轮椅上

第三节　临床表现

帕金森病的临床表现包括运动症状及非运动症状。静止性震颤(resting tremor)、强直(rigidity)、动作迟缓(akinesia)及姿势平衡障碍(postural reflex impairment),简称为 TRAP,是帕金森病的主要运动症状。而自主神经障碍、睡眠障碍、精神症状、感觉异常等非运动症状(non-motor symptoms,NMS)也会严重影响患者的生活质量(表 1-3-1)。本病起病缓慢,逐渐进展。首发症状可以是震颤,也可以是运动障碍或强直,常从一个肢体或一侧肢体起病,经过一段时间后再扩展到另一侧。双侧肢体受累时,两侧严重程度并不完全一致。

表 1-3-1　帕金森病的临床表现

运动症状	非运动症状
肌强直	自主神经功能障碍
震颤(包括静止性震颤、运动性震颤、姿势性震颤)	尿频、尿急及夜尿增多
	体位性血压异常
动作迟缓	性功能障碍
启动困难	便秘、腹胀、消化不良等胃肠道症状
运动缓慢	出汗、皮脂溢、鼻液溢
慌张言语	睡眠障碍(如睡眠片段、快速动眼期睡眠障碍、白天过度嗜睡、睡眠袭击)
"面具脸"	
"小字症"	感觉异常(如疼痛、麻木、烧灼感)

续表

运动症状	非运动症状
姿势与平衡障碍(如姿势异常、小碎步、前冲步态、慌张步态、冻结步态)	静坐不能、下肢不宁综合征 嗅觉减退 心理-精神障碍(如焦虑、抑郁、幻觉、人格改变) 认知功能障碍 呼吸窘迫

一、运动症状

(一)肌强直

肌强直为帕金森病最主要的症状之一,约有95%的患者有肌强直的症状。患者感觉关节僵硬以及肌肉发紧,可累及四肢、躯干、颈部和头面部肌肉而呈现特殊的姿势,检查时可因震颤的存在与否而出现不同的结果。当关节做被动运动时,可出现"铅管样"或"齿轮样"肌张力增高。肌强直可累及全身骨骼肌,以肩胛肌和骨盆带肌的强直更为显著。病情较重者可出现平卧时头部常悬在半空数分钟而难以放下,肢体抬起再放松时常在空中维持而难以放下,床上翻身困难。躯干僵直时,如果从后面推动患者肩部,其僵直的上肢不会被动摆动。多数患者存在"路标现象"、"面具脸"(图 1-3-1)、"猿猴姿势"、"纹状体手"等表现。

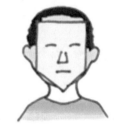

图 1-3-1　面具脸

(二)震颤

帕金森病典型的震颤为一种缓慢节律性静止性震颤,即患者在安静状态下或全身肌肉松弛时出现震颤,或震颤表现更明显。一般震颤频率为 4~6Hz,为规律性、交替性震颤,常最先出现于一侧上肢远端,典型表现是拇指与屈曲的示指呈"搓丸样震颤"(手指的节律性震颤使手部不断地做旋前、旋后动作)。随着病情发展,震颤逐渐波及整个肢体,甚至影响躯干,并多呈"N"型进展,即从一侧上肢向同侧下肢、对侧上肢、对侧下肢的顺序扩展,下颌、口唇、舌及头部一般最后受累。上、下肢均受累时,上肢震颤幅度大于下肢,只有极少数患者震颤仅出现在下肢。部分患者会合并姿势性震颤及运动性震颤。不伴有其他帕金森病特征,并且不能查到病因的姿势性震颤,称为特发性震颤,可能是帕金森病的早期表现。

(三)动作迟缓

动作迟缓是由于肌肉僵直和姿势反射障碍引起的一系列运动障碍,主要表现为随意动作减少(图 1-3-2),包括动作缓慢和动作不能。前者指不正常的运动缓慢,后者指运动的缺乏及随意运动的启动障碍。这是帕金森病最具致残性的症状之一。

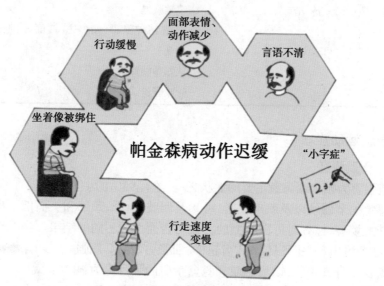

面部表情、动作减少

行动缓慢

言语不清

坐着像被绑住

帕金森病动作迟缓

"小字症"

行走速度变慢

图 1-3-2 帕金森病动作迟缓

(四)姿势平衡障碍

帕金森病姿势平衡障碍对患者的生活影响最严重。患者易出现反复跌倒;由于肌肉强直,患者会出现特殊姿势,表现为头部前倾,躯干俯屈,上肢肘关节屈曲、腕关节伸直、双手置于前方,下肢髋及膝关节略屈曲,部分患者可能出现躯干侧弯;步态障碍也是典型表现之一,早期表现为摆臂减少、步态拖拽,逐渐出现小碎步、前冲步态、慌张步态、冻结步态等帕金森病异常步态(视频 ER1-3-1)。

ER1-3-1 震颤和步态障碍

二、非运动症状

近年研究发现,帕金森病患者的非运动症状(NMS)对患者生活的影响甚至超过运动症状。帕金森病非运动症状的总发生率为96.5%,其中最常见症状为便秘(80.2%),其次为尿频、尿急(65.1%)、下肢不宁综合征(restless leg syndrome,RLS)(58.1%)、睡眠障碍(55.8%)、多汗(53.5%)、焦虑(46.5%)、难以集中精力(43.0%)、情绪低落(41.9%)、近记忆障碍(40.7%)等,较少见症状还有体位性低血压(22.0%)、性功能障碍(13.0%)等。这些非运动症状比运动症状更容易致残,并且对多巴胺能药物治疗不敏感,已成为有效治疗帕金森病的瓶颈。有充分证据表明,这些非运动症状是可治的。恰当的治疗可以明显改善帕金森病患者的生活质量。

(一) 自主神经功能障碍(图 1-3-3)

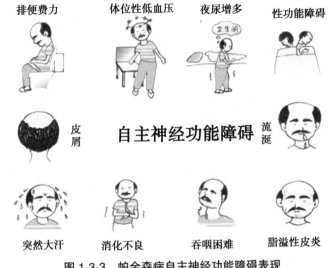

图 1-3-3　帕金森病自主神经功能障碍表现

1. 便秘　帕金森病患者发生便秘不仅是中枢神经系统神经变性的表现,也可能由胃肠神经丛和迷走神经背侧核损伤所致。有文献报道,胃肠神经的这些病理变化先于黑质病变。此外,出口梗阻所致便秘在帕金森病患者中也较常见。目前认为,帕金森病患者的出口梗阻是局部肌肉张力障碍的表现,可能与直肠、肛门的肌紧张异常反应和收缩,以及盆腔平滑肌、耻骨直肠肌功能不良有关,出现"盆底肌协调运动障碍",常表现为顽固的便秘、粪便干燥和排便困难。研究发现,帕金森病患者便秘的发生与其运动障碍程度呈正相关。此外,帕金森病出口梗阻型便秘常会在"关"期加重,"开"期减轻("开-关"现象指药物治疗后症状在突然缓解与加重之间波动,"开"期表现为运动症状突然缓解,"关"期表现为突然出现动作僵直、缓慢,运动减少),也说明便秘和病情严重程度相关。帕金森病便秘症状按发生频率排序依次为排便费力、排便不尽感、排便次数减少、粪便干硬、用手法协助排便,可见部分便秘并非源于粪便干燥秘结。

2. 膀胱功能障碍　最常见的主诉是夜尿增多和尿频、尿急。逼尿肌反射亢进会影响排尿控制,其严重程度与帕金森病的严重程度有关,而与患者年龄和性别无关。男性前列腺问题和女性张力性尿失禁也可能导致排尿异常,要注意区分。

3. **体位性低血压**　即站立时血压急剧下降,出现头晕、虚弱(晕厥前)、意识丧失(晕厥后)以及姿势性疲劳或无力、视物模糊。交感神经系统障碍可导致血管收缩受损,血管内血容量不足,血压调控障碍。在进餐后,胃肠道血管扩张,更易发生低血压。左旋多巴、多巴胺受体激动剂和司来吉兰等药物可能加重体位性低血压。

4. **胃肠道症状**　表现为吞咽困难、腹胀、消化不良、胃反流等。副交感神经功能障碍、胃肠道蠕动缓慢、抗帕金森病药物都可导致胃排空延迟,而出现上述症状。

5. **性功能障碍**　表现为男性性欲缺乏、勃起或维持不能,女性没有性要求。部分抗抑郁药、单胺氧化酶抑制剂和降压药物可能损害性功能。心理性、血管性、激素性和神经元性的原因也可导致帕金森患者发生性功能障碍。

6. **其他**

(1)皮脂溢出:帕金森病患者脑促黑素抑制因子减少,促黑素水平上升,可导致皮脂溢出,出现脂溢性皮炎和头皮屑。

(2)出汗过多:有些患者大量出汗,可以只局限于震颤一侧的肢体,可能是肌肉活动量增加所致。

(3)唾液过多:由于吞咽唾液障碍所致。

(4)鼻漏:约 50% 帕金森病患者会发生鼻漏。有鼻漏的帕金森病患者一般年龄较大,Hoehn-Yahr 分级较高。有、无鼻漏发生与帕金森病的病程并无关系,大多数鼻漏患者在进食时鼻漏症状加重。

(二)睡眠障碍(图 1-3-4)

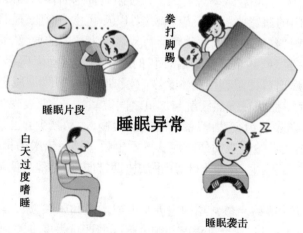

图 1-3-4　帕金森病睡眠障碍表现

1. **睡眠片段**　又称睡眠维持困难,是最常见的睡眠障碍。患者在睡眠过程中频繁醒来,夜间运动不能导致翻身困难,夜间尿多,周期性发生腿部活动(有时伴有下肢不宁综合征),间断出现夜间肌阵挛,睡眠呼吸暂停。

2. **快速动眼期睡眠行为障碍**　指快速动眼睡眠期肌肉弛缓现象消失,并出现与梦境相关的异常运动行为,如拳打脚踢(视频 ER1-3-2)。患者处于肌张力松弛缺如的状态,在做梦时能够活动(梦境活动)。快速动眼期睡眠行为障碍的发生是晚发帕金森病的一个早期标志,可出现在帕金森病症状发生之前或之后。

ER1-3-2　**快速动眼期睡眠行为障碍**

3. **白天过度嗜睡**　在帕金森病中的发生率约 15%,与患者病情严重程度和认知功能减退有关。部分患者日间睡眠过多与服用左旋多巴引起的嗜睡有关。

4. **睡眠袭击**　即突然发生的不可克制的睡眠,与发作性睡病类似,表现为无先兆的、发作性的、不可抗拒的睡眠,一般持续数秒。驾驶或其他机械操作中出现毫无预兆的突然睡眠,可引起较为严重的后果。

(三)感觉异常(图 1-3-5)

1. **疼痛**　影响肢体的持续性钻痛可能是患者最早的主诉。超过半数的帕金森病患者伴有疼痛,严重影响其生活质量。帕金森病患者的疼痛通常分为肌肉骨骼性疼痛、肌张力障碍性疼痛、神经根性疼痛、中枢性疼痛、静坐不能性疼痛 5 类。肩部和手臂疼痛是帕金森病常见的早期症状。患者使用抗帕金森病药物治疗后疼痛减轻,提示这些疼痛是由帕金森病所致。另一个早期主诉可能是足肌张力障碍引起的痛性痉挛,行走时容易出现,尤其多见于较年轻的患者。痉挛可引起大足趾伸展或小足趾蜷曲,常表现为清晨的痛性痉挛,容易影响下肢。大约 2/3 的帕金森病患者有慢性疼痛病史。也有患者出现“关期”全身极度深部疼痛或浅表烧灼样疼痛。

2. **嗅觉减退**　帕金森病患者多在嗅觉检查时发现嗅觉减退,而无主诉症状。研究发现,帕金森病患者中约 45% 的人有嗅觉功能缺失,约 51.7% 的人有嗅觉减退。

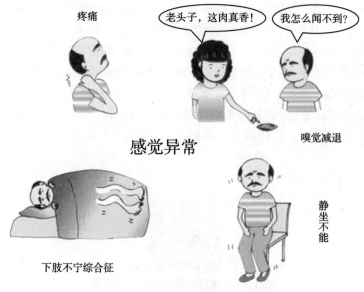

图 1-3-5 帕金森病感觉异常表现

3. 下肢不宁综合征 临床表现通常为夜间睡眠或安静休息时,双下肢出现极度发凉、酸、困、涨、麻、蚁行感等不适,走动后消失。

4. 静坐不能 临床表现通常为烦躁、坐立不安,常累及全身,出现扭动摇晃,有时以双下肢明显,类似下肢不宁综合征,但无夜间加重趋势。

(四)心理精神症状

1. 焦虑 焦虑和惊恐可能是帕金森病治疗的主要难题之一。患者失去自信,惧怕与外界沟通,不愿参加社交活动。据报道,帕金森病患者中,焦虑障碍的发生率为 3.6%~40%。

2. 抑郁 帕金森病本身特点及其导致的运动障碍和残疾、迁延不愈使患者易发生抑郁。据报道,至少有 1/3 的帕金森病患者会出现明显抑郁症状。抑郁是帕金森病患者日常活动受损加重和需要增加症状性治疗的预测因素之一(图 1-3-6)。

3. 幻觉 帕金森病患者常伴发幻觉,同时一些药物也会诱发幻觉。据统计,帕金森病患者中,未用多巴胺能药物治疗者精神病性症状的发生率为5%~10%,而应用多巴胺能药物治疗者精神病性症状的发生率为 10%~40%。单独的视幻觉很常见,听幻觉则非常罕见。视幻觉常表现为"看见"熟悉的人或动物,且患者知道那是假的。有的视觉影像是友好的、不令人恐惧的,不会对患者造成困扰。

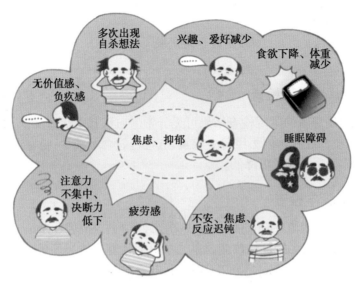

图 1-3-6　焦虑、抑郁的表现

（五）认知功能障碍

1. 痴呆　近来研究证实,痴呆可能是帕金森病四大主要临床症状以外又一常见的症状,已越来越被人们所关注。帕金森病患者痴呆的发生率为 10%~20%,个别文献报道高达 55% 左右。70 岁以上帕金森病患者合并痴呆的发生率明显增高。其临床特点是:

（1）智能障碍:表现为思维能力下降,注意力、观察力、判断力、理解力、言语表达及综合能力均减退。

（2）视觉空间障碍:表现为视觉记忆力、视觉分析能力和抽象空间综合技能的减退,在早期痴呆未出现时即已存在。

（3）记忆障碍:较为常见,早期表现为近期记忆力减退,远期记忆力相对保留;到了中、晚期,近期和远期记忆力均减退,出现"张冠李戴""片段思维"等。

2. 其他　①言语障碍;②额叶功能障碍;③工作记忆障碍。

认知障碍与帕金森病的运动症状类型有一定关系。震颤型帕金森病患者的认知功能正常或几乎正常;强直型帕金森病则与广泛的认知功能障碍相关;少动与视空间障碍有关。另外,一般左侧肢体起病者认知障碍重。

（六）呼吸窘迫

帕金森病患者的呼吸困难可能是肌张力障碍的并发症。患者尽管呼吸困难的感觉很明显,但血氧饱和度并不受影响,因为当感觉呼吸短促时,患者常有自发的或短暂的深呼吸。

第四节 辅 助 检 查

一、血、脑脊液检查

帕金森病患者的常规检查结果可无异常。血清肾素活力降低,酪氨酸含量减少;黑质和纹状体内去甲肾上腺素、五羟色胺含量减少;脑脊液中多巴胺代谢产物高香草酸含量可降低。

二、影像学检查

计算机断层成像(computed tomography,CT)、磁共振成像(magnetic resonance imaging,MRI)检查无特征性改变。单光子发射计算机体层显像(single photon emission computed tomography,SPECT)和正电子发射体层成像(position emission tomography and computed tomography,PET/CT)检查有辅助诊断价值,可选择性地对脑内代谢、神经递质、受体及转运体等的改变进行显像,使早期甚至亚临床期帕金森病诊断成为可能。以 ^{18}F-多巴作示踪剂行多巴摄取 PET 显像可显示多巴胺递质合成减少;用 ^{121}I-β-CIT、^{99m}Tc-TRODAT-1 作示踪剂行多巴胺转运体(dopamine transporter,DAT)功能显像可显示多巴胺显著降低(在疾病早期甚至亚临床期即能显示降低);以 ^{123}I-IBZM 作示踪剂行 D_2 多巴胺受体功能显像,可显示 D_2 多巴胺受体活性在疾病早期呈失神经超敏状态,疾病后期则呈低敏状态。

三、其他检查

1. 嗅觉测试 可发现早期患者的嗅觉减退。

2. 经颅超声(transcranial sonography,TCS)检查 可通过耳前的听骨窗探测黑质回声,是一项经济、实用、无损伤和可重复的检查。大多数帕金森病患者可通过此检查发现黑质回声增强。该检查特异性、敏感性均较高,但假阳性率也很高,须结合其他方法提高诊断准确率,适用于帕金森病与继发性帕金森综合征的鉴别诊断、帕金森病的早期诊断以及帕金森病高风险人群的筛查。

3. 心脏间碘苯甲胍(metaiodobenzylguanidine,MIBG)闪烁照相术 可显示心脏交感神经元功能。研究提示,早期帕金森病患者总 MIBG 摄取量减少。

此外,新近文献报道,帕金森病患者食管到结肠的自主神经丛活检可发现α-突触核蛋白存在,这也可能成为一种帕金森病临床前期的检查方法。

第五节　治　疗

多数学者认为,帕金森病应早期治疗。接受早期合理治疗者的死亡率与正常人群相似,未治疗者的死亡率则高3倍。目前,治疗帕金森病方法较广泛。多数患者通过以药物为主的内科治疗,配合外科等其他治疗,可以控制病情,缓解症状,延缓病程,达到或接近健康人的生活质量。

一、药物治疗

(一)药物治疗方案

药物治疗是帕金森病最基本的、不可替代的治疗手段。用药原则以达到有效改善症状、提高工作能力和生活质量为目标。患者的用药选择应遵循医学证据,并强调个体化特点,综合考虑患者的疾病特点、严重程度、发病年龄、就业状况、有无认知障碍、有无共病、药物可能的副作用、患者的意愿和经济承受能力等因素,尽可能减少药品不良反应和运动并发症。

(二)药物类型

帕金森病治疗药物根据药物作用可分为多巴胺能类药物(表 1-5-1)、治疗运动症状的非多巴胺能药物(表 1-5-2)、治疗非运动症状的非多巴胺能药物(表 1-5-3);根据药物成分分为拟多巴胺药、中枢抗胆碱药、促进中枢多巴胺释放及激动多巴胺受体药(详见第三章第五节)。

表 1-5-1　多巴胺能类药物

药物分类	药品名称
多巴胺前体	左旋多巴
多巴胺脱羧酶抑制剂	卡比多巴、苄丝肼
多巴胺受体激动剂	溴隐亭、培高利特、普拉克索、罗匹尼罗、卡麦角林、利舒脲、吡贝地尔
COMT 抑制剂	恩他卡朋、托卡朋
多巴胺释放剂	金刚烷胺
多巴胺受体阻断剂	多潘立酮
B 型 MAO 抑制剂	司来吉兰、雷沙吉兰、拉扎贝胺
A 型和 B 型 MAO 抑制剂	反苯环丙胺、苯乙肼
多巴胺合成剂	唑尼沙胺

COMT:儿茶酚-O-甲基转移酶(catechol-o-methyl transferase);MAO:单胺氧化酶(monoamine oxidase)

表 1-5-2　治疗运动症状的非多巴胺能药物

药物分类	药品名称
抗胆碱能药物	苯海索、苯甲托品、普罗吩胺
抗组胺药物	苯海拉明、邻甲苯海明
抗谷氨酸药物	金刚烷胺、右美沙芬、利鲁唑
肌松剂	环苯扎林、地西泮、巴氯芬
抗氧化维生素	维生素 C、维生素 E
线粒体增强剂	辅酶 Q_{10}
神经营养因子	神经免疫亲和素配体

表 1-5-3　治疗非运动症状的非多巴胺能药物

症状	药物名称
行为症状	
痴呆	多奈哌齐（安理申）、卡巴拉汀（艾斯能）、加兰他敏
抑郁	选择性 5-羟色胺再摄取抑制剂、三环类
精神症状	氯氮平、喹硫平、多奈哌齐、卡巴拉汀
紧张 / 焦虑	苯二氮草、地西泮、劳拉西泮、阿普唑仑
淡漠	盐酸哌甲酯（利他林）
疲劳	莫达非尼
睡眠相关症状	
日间困倦	莫达非尼
失眠	喹硫平、唑吡坦、苯二氮草、米氮平、阿米替林、曲唑酮
快速动眼期睡眠行为障碍	氯硝西泮
下肢不宁综合征	多巴胺激动剂、阿片类（如丙氧芬、曲马多、羟考酮）
自主神经症状	
体位性低血压	氟氢可的松、米多君、吡啶斯地明
尿急	曲司氯铵、奥昔布宁、托特罗定
阳痿	西地那非和相关药物
胃肠道症状	
便秘	乳果糖、麻仁润肠丸、聚乙二醇、吡啶斯地明
恶心	曲美苄胺、多潘立酮
流口水	丙胺太林、胃肠宁、曲司氯铵、A 型肉毒毒素

二、中医治疗

中医认为,帕金森病属于颤证范畴,多是由老年精血亏虚、脑失所养、虚风内动而形成的风病类疾病,可口服中草药滋补肝肾、育阴熄风、益气养血、活血化瘀、通络止颤、清热化痰,同时配以针灸疗法。

三、手术治疗

长期治疗效果明显减退或出现严重的运动症状波动及异动症的帕金森病患者可考虑手术治疗,根据手术目的及症状选择手术方法。主要方法有神经核团毁损术及脑深部电刺激。

四、康复治疗

近来,家庭成员与患者的关系在患者康复中的作用逐渐受到重视。由于帕金森病患者功能丧失逐渐加重,影响生活自理能力,常需要依靠家属照护。因此,患者除了遭受机体病痛外,还要体验依附于别人的感觉。家庭在为残疾帕金森病患者建立一个合适的康复环境方面起重要作用。康复治疗前估计康复效果常要根据患者及家庭成员的态度、对治疗的反应及生活环境三方面。

五、基因治疗

目前,基因治疗的可能方向有:①寻找对有丝分裂后神经元更有效的转基因手段;②改进载体的安全性、毒性和耐受性;③寻找能局限于某种特定靶细胞表达的方法;④采取能够调节基因表达和保证全脑表达的措施;⑤进一步探讨各种神经疾病的病理生理机制和遗传基础以期找到针对性的基因治疗方法等。

六、神经保护治疗

神经保护可以定义为一种针对病理生理机制,达到减缓或终止病情发展目的的治疗手段。目前,促使垂死神经元复苏的神经救援治疗以及替代死亡神经元的神经修复治疗已引起科学界的普遍关注。

七、神经组织移植

胚胎神经组织移植目前在原则上仍然是具有应用前景的治疗帕金森病的手段之一,但胚胎脑组织获取的难易程度、移植技术优化的程序以及同样重要的伦理问题都将影响神经组织移植技术的发展。

八、干细胞移植

干细胞移植治疗帕金森病已显示出较广阔的前景。研究表明,多种组织内都含有可以自我更新且具多向分化潜能的干细胞。这些细胞是否具有神经细胞分化潜能,是否适用于帕金森病的细胞治疗,有待进一步研究。

第二章 帕金森病专科护理评估

量表评定是帕金森病基础及临床研究直观、行之有效和不可缺少的手段之一。它不仅可以为科研工作提供研究数据，而且可以指导临床治疗，为新治疗方法提供客观、有价值的评价指标。根据量表评定的内容及结果，照护人员可以及时发现患者存在的护理问题，进行专业评估，提出照护策略，解决患者的困扰，提高患者的生活质量。

第一节 运动功能评估

运动功能受损严重影响了帕金森病患者的日常生活自理能力，使其常需要照护者给予协助，严重者则需要完全依赖照护者，因此及时、准确地评估患者的运动功能显得尤为重要。常用量表为帕金森病运动功能评定量表（motor dysfunction rating scale for Parkinson disease，MDRSPD）（表 2-1-1）。

表 2-1-1　帕金森病运动功能评定量表（MDRSPD）

分值					得分
0分	1分	2分	3分	4分	
1. 静止性震颤（左上肢、右上肢、较重一侧下肢，分别评定）					
正常	有时出现轻微震颤	持续存在小幅度震颤或间断出现中等幅度震颤	持久存在中等幅度震颤	持久存在大幅度震颤	
2. 肢体强直（患者取放松端坐位或仰卧位；只判断肌张力高低，不考虑"齿轮样感觉"，颈、左上肢、右上肢、左下肢、右下肢分别评定）					
正常	轻微或行加强法肌张力检查时可以诱发肌张力增高	肌张力轻到中度增高	肌张力显著增高，但活动范围不受限	严重强直，活动范围受限	

续表

分值					得分
0分	1分	2分	3分	4分	
3. 姿势					
正常直立	头轻度前倾(不到10cm)	头前屈(10~12cm)	头明显前屈(13~15cm),伴一侧或双手上抬至腰部以下	头显著前屈(>15cm),伴一侧或双手上抬至腰部以上,双腿屈曲	
4. 面部表情					
正常	表情略呆板,可能是正常的"面无表情"	表情轻度呆板	表情中度呆板,有时双唇分开轻微张口	"面具脸",口唇张开达6cm以上	
5. 上肢伴随动作					
正常	一侧上肢伴随动作减少	一侧上肢不摆动	双上肢摆动减少(含一侧上肢不摆动)	双上肢不摆动	
6. 书写和笔迹					
正常	书写稍慢或字变小,字迹尚工整	书写明显缓慢,字变小,字迹容易辨认	书写困难,出现"小字症",部分字迹难以辨认	多数字迹无法辨认	
7. 起立(双上肢交叉放在胸前从直背木椅或金属椅上站起)					
正常	缓慢或需要尝试几次才能站起	借助手臂支撑站起	借助手臂支撑能站起,但很费力,可能需要尝试数次	借助别人帮助才能站起	
8. 步态					
正常	行走缓慢,步幅小(40~44cm)而拖地,但无慌张步态	行走困难,步幅小(25~39cm),伴慌张步态,转弯慢,不需帮助	明显慌张步态,步幅10~24cm,行走需要帮助	步幅<10cm,即使给予帮助也不能行走	
9. 言语					
正常	声音略平,音量稍低,容易听懂	声音单调,音量低,可有呐吃,部分听懂	明显不清楚,难以听懂	完全听不懂	

续表

	分值				得分
0分	1分	2分	3分	4分	

10. 姿势的稳定性(患者睁眼、双脚齐肩站立,检查者突然向后拉患者双肩,观察其姿势反应)

正常	略后倾,不需帮助即可恢复	无姿势反应,如果不扶可能向后摔倒	站立不稳,有自发跌倒倾向	无人帮助不能站立	

11. 轮替动作(双手同时做最大幅度的旋前和旋后动作,持续20秒)

正常	轻度减慢或幅度变小	中度减慢,早期有肯定的疲劳现象,运动中偶尔有停顿	明显减慢,动作起始慢或动作中常有暂停现象	很难完成此动作	

12. 日常活动(包括起卧、翻身、洗脸、刷牙和穿衣等)

正常	稍慢,不需帮助	很慢,费时,有时需要帮助	困难,部分需要经常帮助	完全依赖他人帮助	

13. 吞咽

正常	很少呛咳	有时呛咳	需服半流质饮食	鼻饲或胃造瘘进食	

合计_____分

每个项目的计分值为:0=0或0.5分,1=1.0或1.5分,2=2.0或2.5分,3=3或3.5分,4=4分。5个等级中,有4个等级中可以有0.5分高低之差,得分越高,病情越重

第二节 平衡评估

姿势和步态异常可导致帕金森病患者平衡功能受限,频繁出现跌倒事件,给患者及照护者带来很大困扰。临床中常运用Berg平衡量表(Berg balance scale,BBS)对患者进行平衡功能评估(表2-2-1)。

表2-2-1 Berg平衡量表(BBS)

	分值				得分
0分	1分	2分	3分	4分	

1. 从坐位站起(指令:请站起来,尝试不要用手支撑)(用有扶手的椅子)

需他人中/大量帮助才能站起或保持稳定	需他人小量帮助才能站起或保持稳定	尝试数次后自己用手扶着站起	用手扶着能够独立站起	不用手扶能独立站起并保持稳定	

续表

分值					得分
0分	1分	2分	3分	4分	
2. 无支持站立(指令:请在无支撑的情况下站立2分钟)					
无帮助时不能站立30秒	需若干次尝试才能无支持站立30秒	在无支持的条件下能够站立30秒	在监视下能站立2分钟	能够安全地站立2分钟	
3. 无靠背坐位,但双脚着地或放在一个凳子上(指令:请合拢双上肢坐2分钟)					
没有靠背支持不能坐10秒	能坐10秒	能坐30秒	在监视下能够保持坐位2分钟	能够安全地保持坐位2分钟	
4. 从站立位坐下(指令:请坐下)					
需要他人帮助坐下	可独立坐,但不能控制身体下降	小腿后部顶住椅子控制身体下降	借助双手能够控制身体下降	最小量用手帮助安全坐下	
5. 转移(指令:摆好椅子,让受检者转移到有扶手的椅子上及无扶手的椅子上)[可以使用两把椅子(一把有扶手,一把无扶手)或一张床及一把椅子]					
为了安全,需要两个人的帮助或监视	需要一个人的帮助	需要口头提示或监视才能够转移	绝对需要用手扶才能够安全转移	稍用手扶就能够安全转移	
6. 无支持闭目站立(指令:请闭上眼睛站立10秒)					
为了不摔倒而需要两个人帮助	闭眼不能达3秒,但站立稳定	能站立3秒	监视下能够安全站立10秒	能够安全站立10秒	
7. 双脚并拢无支持站立(指令:请你在无帮助情况下双脚并拢站立)					
需要别人帮助将双脚并拢,双脚并拢站立不能保持15秒	需要别人帮助将双脚并拢,但能够双脚并拢站立15秒	能够独立地将双脚并拢,但不能保持30秒	能够独立地将双脚并拢并在监视下站立1分钟	能够独立地将双脚并拢并安全站立1分钟	
8. 站立位时上肢向前伸展并向前移动(指令:请将上肢抬高90°,将手指伸直并最大可能前伸)[受检者上肢上举90°后,将尺子放在其手指末梢(手指不触及尺子),记录经最大努力前倾时手指前伸的距离;如果可能的话,让受检者双上肢同时伸以防止躯干旋转]					
向前伸展时失去平衡或需外部支持	上肢能向前伸出但需要监视	能够安全地向前伸出>5cm	能够安全地向前伸出>12cm	能够向前伸出>25cm	

续表

分值					得分
0分	1分	2分	3分	4分	

9. 站立位时从地面捡起物品(指令:请捡起置于脚前的鞋子)

不能试着做伸手向下捡鞋动作,或需帮助以避免失去平衡或摔倒	试着做伸手向下捡鞋动作时需要监视,但仍不能将鞋捡起	向下伸手2~5cm,且能独立地保持平衡,但不能将鞋捡起	能够将鞋捡起,但需要监视	能够轻易且安全地将鞋捡起	

10. 站立位转身向后看(指令:请把头转向你的左边,往你的正后方看,然后向右边重复一次)(检查者在受检者正后方举一物供其注视,以鼓励受检者转头动作更流畅)

需要帮助以防身体失去平衡或摔倒	转身时需要监视	仅能转向侧面,但身体平衡可以维持	仅从一侧向后看,另一侧重心转移较差	能从左右侧向后看,重心转移良好	

11. 转身360°(指令:旋转完整1周,暂停,然后从另一方向旋转完整1周)

转身时需要帮助	需要密切监视或口头提示	能够安全地转身360°但动作缓慢	≤4秒时间内仅能从一个方向安全转身360°	≤4秒时间内从两个方向安全转身360°	

12. 无支持站立时将一只脚放在台阶或凳子上(指令:请连续用两脚交替踏在台阶上或踏板上,直到每只脚接触台阶或踏板4次)

需要帮助以防止摔倒或完全不能做	需要少量帮助能够完成2次以上	不需辅助器具在监视下能够完成4次	能够独立站立,完成8次,时间>20秒	能安全且独立站立,20秒内完成8次	

13. 一脚在前,无支持站立(指令:请将一只脚放在另一只脚的正前方)(如果这样不行的话,可扩大步幅,前足后跟在后足足趾的前面,步幅超过另一只脚的长度,宽度接近正常人走步宽度,评定为3分)]

迈步或站立时失去平衡	向前迈步需要帮助,但能够保持15秒	能够独立迈一小步并保持30秒	能独立地将一只脚放在另一只脚的前方(有间距)并保持30秒	能够独立地将双脚一前一后地排列(无间距)并保持30秒	

续表

分值					得分
0分	**1分**	**2分**	**3分**	**4分**	
14. 单腿站立（指令：请在无帮助情况下尽最大努力单腿站立）					
不能抬腿或需要帮助以防摔倒	试图抬腿，不能保持3秒，但可以维持独立站立	能够独立抬腿并保持3~5秒	能够独立抬腿并保持5~10秒	能够独立抬腿并保持>10秒	

合计_____分

最高分56分，最低分0分，分数越高平衡能力越强：0~20分，平衡功能差，需要乘坐轮椅；21~40分，有一定平衡能力，可在辅助下步行；41~56分，平衡功能较好，可独立步行；<40分，提示有跌倒危险

第三节 吞咽功能评估

洼田饮水试验是评定吞咽障碍的试验方法，其操作简单、分级清楚，适用于神志清楚、检查合作者（表2-3-1）。检查时，照护者向受检者做好解释，让其放松心情，取端坐位，喝下30mL温开水，观察所需时间和呛咳情况。如果受检者发生呛咳，应立即停止试验，照护者协助其取坐位并身体前倾，轻叩背部，协助其将水咳出。

表2-3-1 洼田饮水试验分级表现

分级	表现
Ⅰ级	能顺利地一次将水咽下
Ⅱ级	分2次以上无呛咳地咽下
Ⅲ级	能1次咽下，但有呛咳
Ⅳ级	分2次以上咽下，但有呛咳
Ⅴ级	频繁呛咳，不能全部咽下

正常吞咽：Ⅰ级且5秒之内；可疑吞咽障碍：Ⅰ级且5秒以上或Ⅱ级；吞咽障碍：Ⅲ~Ⅴ级

第四节 心理-精神障碍评估

约40%帕金森病患者会出现情绪障碍，以抑郁、焦虑较为多见，部分患者伴有情感淡漠、精神异常、幻觉、妄想、错觉及存在错误知觉等精神症状，导致

意志活动减弱,不愿与人交流及参加各种活动,加速病情进展。因此,精神状态评估也是帕金森病诊疗中不可缺少的内容。目前,焦虑自评量表(self-rating anxiety scale,SAS)(表 2-4-1)常用于评估患者焦虑情绪,SAS 总分高于 50 分提示被评估者具有有临床意义的焦虑症状。帕金森病好发于中老年人,老年抑郁量表(geriatric depression scale,GDS)-30 是专为老年人创制、经过标准化的抑郁量表,由于评估简便也常被应用(表 2-4-2)。对于存在幻觉的患者常使用幻觉评定量表(hallucination assessment scale,HAS)评价幻觉程度(表 2-4-3)。

表 2-4-1　焦虑自评量表(SAS)

项目	得分			
	没有或很少时间(过去 1 周内,出现这类情况的日子不超过 1 天)	小部分时间(过去 1 周内,有 1~2 天有过这种情况)	相当多时间(过去 1 周内,有 3~4 天有过这类情况)	绝大部分或全部时间(过去 1 周内,有 5~7 天有过这类情况)
我觉得比平时容易紧张或着急	1	2	3	4
我无缘无故地感到害怕	1	2	3	4
我容易心里烦乱或感到惊恐	1	2	3	4
我觉得我可能将要发疯	1	2	3	4
我觉得一切都很好	4	3	2	1
我手脚发抖	1	2	3	4
我因为头疼、颈痛和背痛而苦恼	1	2	3	4
我觉得容易衰弱和疲乏	1	2	3	4
我觉得心平气和并且容易安静坐着	4	3	2	1
我觉得心跳得很快	1	2	3	4
我因为一阵阵头晕而苦恼	1	2	3	4
我有晕倒发作或觉得要晕倒似的	1	2	3	4
我吸气、呼气都感到很容易	4	3	2	1
我感觉手脚麻木和刺痛	1	2	3	4

续表

项目	得分			
	没有或很少时间（过去1周内，出现这类情况的日子不超过1天）	小部分时间（过去1周内，有1~2天有过这种情况）	相当多时间（过去1周内，有3~4天有过这类情况）	绝大部分或全部时间（过去1周内，有5~7天有过这类情况）
我因为胃痛和消化不良而苦恼	1	2	3	4
我常常要小便	1	2	3	4
我的手脚常常是干燥、温暖的	4	3	2	1
我脸红发热	1	2	3	4
我容易入睡并且一夜睡得很好	4	3	2	1
我做噩梦	1	2	3	4

焦虑自评量表的主要统计指标为总分,总分乘以 1.25 取整数即为标准分

标准分 <50 分为正常;50~60 分为轻度焦虑;61~70 分为中度焦虑;>70 分为重度焦虑

表 2-4-2　老年抑郁量表（GDS-30）

	项目	评分	
1	你对你的生活基本满意吗	1= 否	0= 是
2	你减少了许多活动与兴趣吗	0= 否	1= 是
3	你感觉生活空虚吗	0= 否	1= 是
4	你经常感觉无聊吗	0= 否	1= 是
5	你对未来有希望吗	1= 否	0= 是
6	你不能说出想法,这烦扰你吗	0= 否	1= 是
7	多数时间你有很好的经历吗	1= 否	0= 是
8	你害怕自己会发生坏事吗	0= 否	1= 是
9	你多数时间快乐吗	1= 否	0= 是
10	你经常感觉无助吗	0= 否	1= 是
11	你经常不安和烦躁吗	0= 否	1= 是
12	你喜欢待在家里,而不愿出去做新事情吗	0= 否	1= 是

续表

项目		评分	
13	你经常担心未来吗	0= 否	1= 是
14	你感觉记忆力有问题吗	0= 否	1= 是
15	你认为现在活着很好吗	1= 否	0= 是
16	你经常垂头丧气和抑郁吗	0= 否	1= 是
17	你感觉现在无价值吗	0= 否	1= 是
18	你担心很多过去的事情吗	0= 否	1= 是
19	你发现生活非常兴奋吗	1= 否	0= 是
20	开始新计划对你很困难吗	0= 否	1= 是
21	你感觉精力充沛吗	1= 否	0= 是
22	你感觉你的情况是无希望的吗	0= 否	1= 是
23	你认为多数人比你好吗	0= 否	1= 是
24	你经常为一点小事而心烦吗	0= 否	1= 是
25	你经常想要哭吗	0= 否	1= 是
26	你集中精神有困难吗	0= 否	1= 是
27	你喜欢早上起床吗	1= 否	0= 是
28	你喜欢避免社交吗	0= 否	1= 是
29	你做决定很容易吗	1= 否	0= 是
30	你的思维与以前一样清晰吗	1= 否	0= 是

11~20 分轻度抑郁;21~30 分为中重度抑郁

表 2-4-3　幻觉评定量表(HAS)

项目	评分		
	1	2	3
种类	1 种	>1 种	—
频度	<每周 1 次	每周 1 次至每天 1 次	每天 1 次或更多
持续时间	<1 分钟	1~30 分钟	>30 分钟
强度	较小强度	相当强度	较大强度

续表

项目	评分		
	1	2	3
真实性	不真实,如梦般,似表象	形象,却不同于现实知觉	不能区别于现实知觉
可预测性	可预测或有先兆	有时可预测,有时则不能预测	无法预测
可控制性	可控制	有时失控	无法控制
定向幻觉来源	可定向幻觉来源	幻觉来源定向不肯定	无法定向幻觉来源
个人独有性	与大家共有	一般情况下他人没有	仅个人独有
时间感受	正常	有时有变化	变化明显
空间感受	正常	有时有变化	变化明显
关注程度	不关注	有时关注,有时不关注	全身心关注
行为效应	无	部分	明显
情感效应	无	部分	明显
妄想性解释	说不清	可能针对自己	肯定针对自己
妄想	无任何妄想	虽有妄想,但与幻觉无关	妄想与幻觉联系明显
异己体验	无异己体验	异己体验与幻觉无联系	异己体验与幻觉联系明显
阳性思维障碍	无阳性思维障碍	可能有阳性思维障碍	肯定有阳性思维障碍

最低分18分,最高分53分,分值越高,幻觉持续时间越长、强度越强烈、控制性越差、定向越差

第五节　疼 痛 评 估

疼痛是帕金森病患者常见的非运动症状之一。超过半数的帕金森病患者伴有疼痛症状,严重影响其生活质量。常用于评价疼痛的量表有简明疼痛量表(brief pain inventory,BPI)、视觉模拟疼痛量表(visual analogue scale/score,VAS)、疼痛强度评分 Wong-Baker 脸、疼痛数字评价量表等。将疼痛数字评价量表(numeric rating scale,NRS)与疼痛强度评分 Wong-Baker 脸同时使用,可使疼痛评估更加直观、简便(图 2-5-1)。疼痛可有多种表现形式,如刀割样痛、烧灼痛、绞痛、放射痛、刺痛、射穿样痛等,形象地描述疼痛的性质更有利于临床医生对疼痛的诊断。

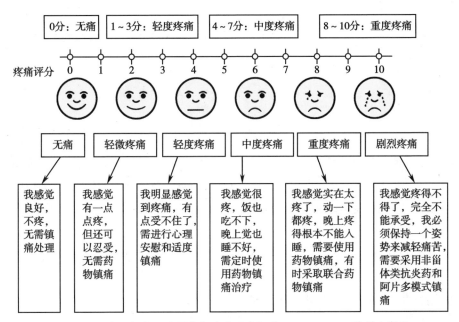

图 2-5-1　疼痛数字评价量表与疼痛强度评分 Wong-Baker 脸联合评估

第六节　睡　眠　评　估

研究显示,60%~98% 的帕金森病患者存在睡眠障碍。Chaudhuri 等设计了帕金森病睡眠量表(Parkinson disease sleep scale,PDSS)(表 2-6-1),用来专门评估帕金森病患者常见睡眠问题,简单易行。受过小学以上教育者均能自行完成该量表的填写,文盲可在照护者协助下完成,量表完成时间一般在 5~10 分钟。照护者可配合有效的睡眠量表全面评估患者的各种睡眠障碍,并据此给予相应照护措施。

表 2-6-1　帕金森病睡眠量表(PDSS)

问题	分数									
1. 总体的夜间睡眠质量如何	很差									非常好
	1	2	3	4	5	6	7	8	9	10
2. 是否每晚都有入睡困难	经常									从不
	1	2	3	4	5	6	7	8	9	10
3. 有无保持睡眠困难	经常									从不
	1	2	3	4	5	6	7	8	9	10

续表

问题	分数									
4. 是否在夜间发生肢体不安或片段睡眠	经常									从不
	1	2	3	4	5	6	7	8	9	10
5. 是否在床上坐卧不安	经常									从不
	1	2	3	4	5	6	7	8	9	10
6. 是否在夜间遭受梦境困扰	经常									从不
	1	2	3	4	5	6	7	8	9	10
7. 是否在夜间遭受视幻觉或听幻觉的痛苦	经常									从不
	1	2	3	4	5	6	7	8	9	10
8. 是否在夜间起床排尿	经常									从不
	1	2	3	4	5	6	7	8	9	10
9. 是否出现过由于不能行动而导致尿失禁	经常									从不
	1	2	3	4	5	6	7	8	9	10
10. 是否在夜间醒来时肢体有麻木感或针刺感	经常									从不
	1	2	3	4	5	6	7	8	9	10
11. 是否在夜间睡眠时出现上肢或下肢的肌肉痛性痉挛	经常									从不
	1	2	3	4	5	6	7	8	9	10
12. 是否出现清晨早醒并伴有上肢或下肢疼痛	经常									从不
	1	2	3	4	5	6	7	8	9	10
13. 是否在睡醒时发生震颤	经常									从不
	1	2	3	4	5	6	7	8	9	10
14. 是否在早晨醒来感觉困倦欲睡	经常									从不
	1	2	3	4	5	6	7	8	9	10
15. 是否出现日间打盹	经常									从不
	1	2	3	4	5	6	7	8	9	10

最高分 150 分,最低分 15 分,分数越低睡眠障碍越严重

第七节 便秘评估

便秘是帕金森病患者非运动症状中最常见的症状,发生率约为80.2%。目前常用的评估量表为便秘 Wexner 评分量表(Wexner continence grading scale)

（表 2-7-1）。

功能性便秘其诊断标准如下：

1. 症状必须包括以下 2 项或 2 项以上：①至少 25% 的排便感到费力；②至少 25% 的排便为块状便或硬便；③至少 25% 的排便有不尽感；④至少 25% 的排便有肛门直肠梗阻感或阻塞感；⑤至少25% 的排便需要手法帮助（如用手指帮助排便、盆底支持）；⑥每周排便 3 次。

2. 在不使用泻药时几乎无松软便。

3. 没有足够的证据诊断肠易激综合征（irritable bowel syndrome，IBS）。

4. 诊断之前症状出现至少 6 个月，且近 3 个月症状符合以上诊断标准。

表 2-7-1　便秘 Wexner 评分量表

项目	分值					得分
	0分	1分	2分	3分	4分	
1. 排便频率	1~2 次 /1~2 天	2 次 / 周	1 次 / 周	<1 次 / 周	<1 次 / 月	
2. 排便困难	从不	很少	有时	经常	总是	
3. 完整性:不完全的感觉评估	从不	很少	有时	经常	总是	
4. 疼痛	从不	很少	有时	经常	总是	
5. 时间:在厕所的时间（分钟）	<5	5~10	10~20	20~30	>30	
6. 辅助:辅助形式	没有	刺激性泻药	手指协助或灌肠	—	—	
7. 失败:24 小时尝试排便失败次数	无	1~3 次	3~6 次	6~9 次	>9 次	
8. 病史:便秘持续时间（年）	0	1~5	5~10	10~20	超过 20	

最高分 30 分，最低分 0 分，分数越高便秘越严重

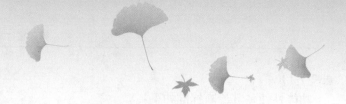

第三章　帕金森病居家照护

第一节　帕金森病居家患者健康档案

随着人口老龄化的加剧,帕金森病的发病率和致残率逐年增加。同时,随着医学的发展,绝大多数帕金森病患者因得到及时、有效的救治而延长了寿命。实践证明,良好的居家康复护理及健康管理有助于帕金森病患者延缓疾病进展,改善生活质量。居家患者健康档案的建立能够为实施有效的居家照护提供依据,动态体现患者居家健康状况,便于照护者及时发现问题并处理(表 3-1-1、表 3-1-2)。

表 3-1-1　个人基本信息表

姓名:＿＿＿＿＿＿＿＿＿　　　　　　　　　　编号:＿＿＿＿＿＿＿＿＿

性别	□男　　　□女		年龄	岁
本人电话		联系人姓名	联系人电话	
常住类型	1. 户籍　　2. 非户籍	民族	1. 汉族　　2. 少数民族	
血型	ABO 血型:1. A 型　2. B 型　3. O 型　4. AB 型　5. 不详 RH 阴性:1. 否　2. 是　3. 不详			
文化程度	1. 文盲及半文盲　2. 小学　3. 初中　4. 高中 / 技校 / 中专　5. 大学专科及以上			
职业	1. 国家机关、党群组织、企业、事业单位负责人　2. 专业技术人员　3. 办事人员和有关人员　4. 商业、服务业人员　5. 农、林、牧、渔、水利业生产人员　6. 生产、运输设备操作人员及有关人员　7. 军人　8. 退休　9. 其他＿＿＿＿＿＿			
婚姻状况	1. 未婚　2. 已婚　3. 丧偶　4. 离异			
医疗费用支付方式	1. 城镇职工基本医疗保险　2. 城镇居民基本医疗保险　3. 新型农村合作医疗　4. 贫困救助　5. 商业医疗保险　6. 公费　7. 自费			
家庭收入	1. <3000 元 / 月　2. 3000~5000 元 / 月　3. 5000~8000 元 / 月　4. >8000 元 / 月			

续表

照护者		1. 无 2. 配偶 3. 子女 4. 父母 5. 保姆 6. 照护师
既往史	过敏史	药物:1. 无 2. 青霉素 3. 磺胺类 4. 链霉素 5. 其他_____ 食物:_____ 其他:_____
	疾病史	1. 无 2. 脑卒中 3. 高血压 4. 糖尿病 5. 冠心病 6. 高血脂 7. 慢性阻塞性肺疾病 8. 恶性肿瘤 9. 头部外伤 10 其他_____
	接触史	1. 杀虫剂、除草剂 2. 重金属 3. 疫区 4. 其他_____
	手术	1. 无 2. 有:名称 1 _____ 时间_____ / 名称 2 _____ 时间_____
	外伤	1. 无 2. 有:名称 1 _____ 时间_____ / 名称 2 _____ 时间_____
	吸烟	1. 无 2 有:每日____支 吸烟史:____年
	饮酒	1. 无 2. 有:每日____两 饮酒史:____年
服药情况		1. 未规律服药 2. 规律服药 3. 服用左旋多巴复合制剂与进餐时间间隔 1 小时 是 / 否
定期复检		1. 定期复检 2. 未定期复检 3. 不复检

表 3-1-2 健康状况评估表

项目		日期	首次 ____年__月__日	第 2 次 ____年__月__日	第 3 次 ____年__月__日
生命体征	体温 / 脉搏 / 呼吸				
	血压 (mmHg)	卧位			
		立位			
生活照护	活动	卧床			
		局限于座椅			
		偶尔行走			
		经常行走			
	睡眠障碍	无			
		有			
	排泄障碍	无			
		小便			
		大便			

续表

项目 \ 日期			首次 ＿＿＿年＿＿月＿＿日	第2次 ＿＿＿年＿＿月＿＿日	第3次 ＿＿＿年＿＿月＿＿日
常见症状	运动障碍	无			
		肌强直			
		震颤			
		动作迟缓			
		步态 — 慌张			
		步态 — 前冲			
		步态 — 冻结			
	平衡障碍	无			
		有			
	吞咽障碍	无			
		有			
	疼痛	无			
		轻度			
		中度			
		重度			
		性质			
	心理-精神障碍	无			
		有			
风险与安全	感觉障碍	无			
		有			
	跌倒/坠床 (近6个月)	无			
		有			
	压疮	无			
		有			
	携带管路	无			
		有(管路名称)			
	使用辅助工具	无			
		有			

续表

项目 \ 日期			首次 ___年__月__日	第2次 ___年__月__日	第3次 ___年__月__日
健康教育	疾病知晓水平	非常了解			
		认识不足			
		不了解			
	用药知晓水平	非常了解			
		认识不足			
		不了解			
	知识来源	无			
		有			
其他					

运动障碍项写明具体部位及表现形式,平衡障碍项写明具体表现形式,排泄障碍项写明失禁或排泄困难

健康处方:□生活照护　□康复训练　□风险与安全　□健康教育

需要____人士,进行____护理

第二节　居家照护流程和环境设置

一、居家照护流程

照护者应完善居家患者健康档案,以居家照护流程(图 3-2-1)为指引,为患者提供全面、专业的居家照护。

二、居家环境设置

肢体颤抖、平衡性差、肌肉僵硬导致帕金森病患者在日常生活中困难重重,跌倒事故随时都有可能发生。居家环境的规划布置应以帕金森病症状可能引发的生活障碍为着眼点,针对患者的日常需求提出一系列建议,使其生活得更加安全与方便。居家环境(起居室、卧室、浴室、厨房)设置图详见图 3-2-2~ 图 3-2-5。

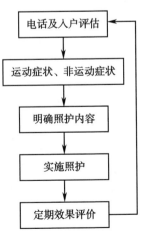

图 3-2-1　居家照护流程

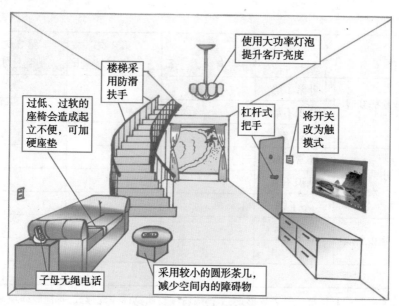

图 3-2-2 起居室

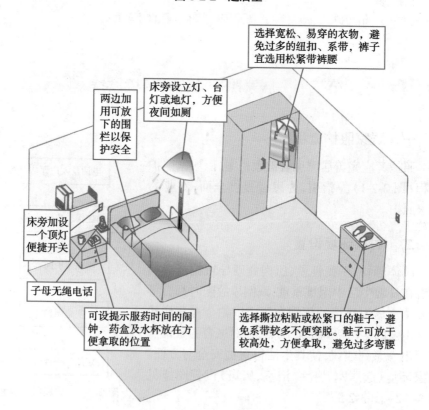

图 3-2-3 卧室

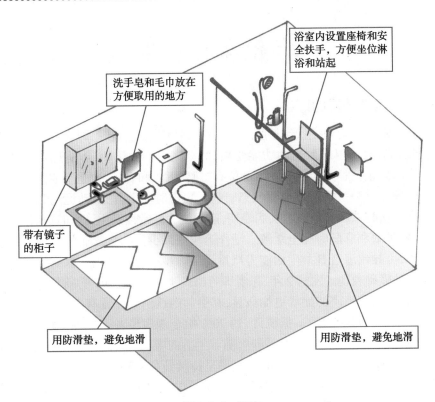

图 3-2-4　浴室

洗手皂和毛巾放在方便取用的地方

浴室内设置座椅和安全扶手，方便坐位淋浴和站起

带有镜子的柜子

用防滑垫，避免地滑

用防滑垫，避免地滑

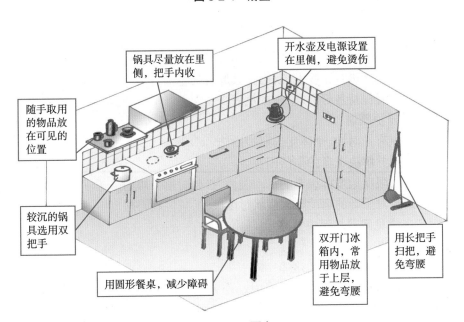

图 3-2-5　厨房

锅具尽量放在里侧，把手内收

开水壶及电源设置在里侧，避免烫伤

随手取用的物品放在可见的位置

较沉的锅具选用双把手

用圆形餐桌，减少障碍

双开门冰箱内，常用物品放于上层，避免弯腰

用长把手扫把，避免弯腰

第三节　常见症状照护

一、运动障碍的照护

帕金森病的运动症状包括肌强直、震颤、动作迟缓和步态障碍。被动运动的肌强直有时可以导致运动功能受损,甚至完全不能运动,影响患者日常生活。头部静止性震颤的主要发生部位有口唇、下颌和舌,这也是造成患者进食困难的原因之一。震颤在应激状态、兴奋、焦虑时加重,在主动运动和躯体肌肉完全放松时减轻或消失。疾病晚期,震颤变为经常性发生,做随意动作时也不减轻,睡眠和麻醉时完全缓解。动作迟缓或减少是帕金森病的一种特殊运动障碍,可导致患者日常生活能力严重受限。步态障碍是帕金森病的一种特征性运动障碍表现。发病 2 年,患者即可出现步态与平衡问题,随着病情的进展,步态与平衡障碍的症状更加凸显,其引起的跌倒事件常有发生,严重影响患者的生活质量和预后。据统计,约 70% 帕金森病患者至少每年跌倒 1 次,近 50% 患者每年跌倒 >2 次。同时,随着年龄的增长、机体各功能的衰退和疾病的进展,帕金森病患者跌倒的发生率呈持续升高趋势。居家照护者应关注和及时评估患者运动障碍的表现、程度、部位以及由于运动障碍所造成的日常生活困难事件,提出照护策略,保证患者的生活质量及安全。

(一)照护目标

1. 营造适宜的居家环境。
2. 关注患者疾病各阶段特点,预防并发症及安全意外发生。
3. 指导患者进行康复锻炼,维持其原有的生活自理能力。
4. 使患者保持良好心态,正视疾病。

(二)照护原则

1. 提供有针对性、个体化的照护措施。
2. 发现并解决患者的生活困扰。
3. 最大限度地发挥患者的运动能力,必要时给予协助。
4. 避免对患者的运动障碍症状过度关注,减轻其心理负担。

(三)常见问题与照护策略

1. 肌强直

(1)头颈部旋转困难、疼痛

1)原因分析:患者转头、转身时动作完成困难是由于颈肩部肌张力增高、协调能力下降造成的。由于肌肉持续处于紧张状态,多数患者会出现颈肩部僵直、疼痛,造成肢体上抬受限而不能独立穿衣(图 3-3-1)等现象。

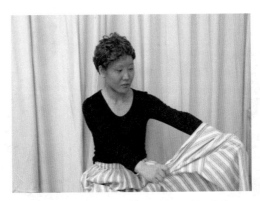

图 3-3-1　肢体上抬受限,不能独立穿衣

2)照护策略:①居家照护者要了解帕金森病患者颈肩部肌强直对日常生活造成的影响,与患者交谈时站在其正面,避免在其背后呼叫,以减少患者突然转头或转身(图 3-3-2)。患者转身应选择在宽敞的空间,减少周围障碍物,并有照护者在身边保护,避免跌倒。②由于上肢上抬受限,帕金森病患者的上衣宜选择开身款式,使用拉链或挂钩代替纽扣,以方便穿衣。穿衣时,照护者辅助患者双上肢同时穿入,上提至肩颈部(图 3-3-3)。③患者每天清晨做一些放松练习,同时照护者给予理疗、按摩(详见第四章第二节),缓解颈肩部肌肉紧张状态,改善舒适度。

(2)上下床、翻身困难

1)原因分析:患者上下床、翻身等动作完成困难主要是由于中轴肌张力增高所致的。部分患者会采取"爬"的动作上床,同时在床上翻身时感到费力,需要借助床档等完成动作,甚至不能翻身(图 3-3-4)。

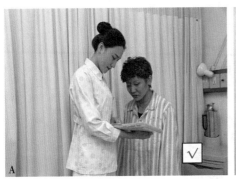
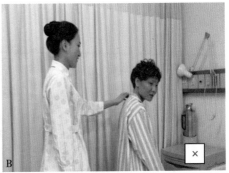

图 3-3-2　与患者交谈时应站在患者正面,避免在其背后呼叫

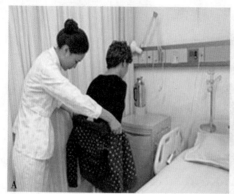
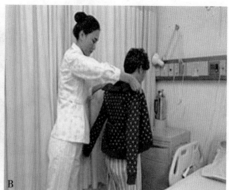
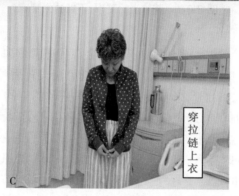

穿拉链上衣

图 3-3-3　穿衣

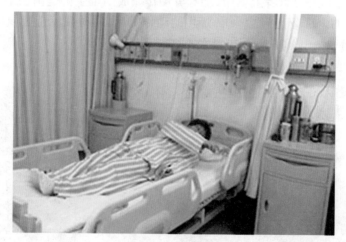

图 3-3-4　翻身困难

2）照护策略:居家照护者协助患者完成上下床、翻身等动作,及时提醒、纠正错误姿势,避免出现坠床情况(视频 ER3-3-1)。①上床时,让患者背对站于床旁,缓慢坐到床边,身体向一侧躺下,必要时配备床档辅助。如果患者不能独立躺下,照护者将手臂放于患者颈肩部,协助其缓慢躺下,双脚顺势(或由照护者协助)上床。注意:不要让患者直接后仰躺下,避免由于身体失衡碰触到过硬的床体或其他坚硬物体导致受伤。②起身时,让患者侧身完成,先双脚下床,再借助床档、一侧手臂支撑或由照护者协助完成。为降低上下床难度,床面高度以患者坐在床边时可全脚掌着地为宜。③对于不能自主翻身的患者,照护者应协助其更换体位,避免压疮发生,提高舒适度。④也可让患者在日间做一些侧弯运动或转体动作来缓解中轴肌张力的增加,并注意腹肌及腰背肌的锻炼。

ER3-3-1
肌强直患者
上下床

（3）起身费力、走路拖沓

1）原因分析:四肢肌张力增高可导致促动肌和拮抗肌失去平衡,造成起身困难、坐下时不能控制;行走过程中出现上肢摆臂减少、下肢拖沓。

2）照护策略:①选择带有扶手的高脚椅。患者起身时可通过按压扶手协助站起,坐下时利用扶手保持平衡、控制速度(图 3-3-5)。椅面选择较硬材质以增加支撑力,椅面高度一般以 70cm 为宜,过低不利于膝关节运动,且会增加坐下、站起的难度,过高则不利于双脚着地(图 3-3-6)。②家中铺设防滑地板,卫生间、走廊台阶等处安装安全扶手。若患者如厕下蹲及起身困难,可选择可调节式高凳坐便器。③行走过程中,适时提醒患者正确走姿,如上肢摆臂,下肢高抬迈步(图 3-3-7)。④患者活动时可能会由于很小的障碍物(如椅腿)导致失去平衡造成摔伤,因此应清除障碍物,避免让患者在狭小空间内活动,并且应有照护者在安全距离内给予保护。

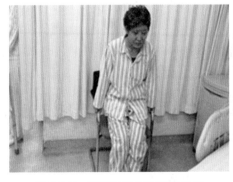

图 3-3-5　肌强直患者起身和坐下

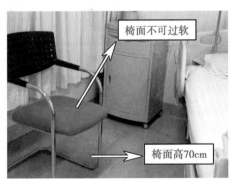

椅面不可过软

椅面高70cm

图 3-3-6　肌强直患者座椅要求

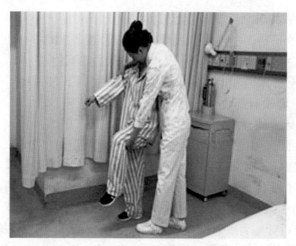

图 3-3-7　肌强直患者行走照护

2. 震颤

（1）肢体抖动

1）原因分析：主要是由于帕金森病导致机体促动肌-拮抗肌肌群交替收缩或不规律同步收缩所致。患者在安静状态下肢体不自主、小幅度、规律地抖动，疾病早期经提醒后抖动可停止，紧张状态时抖动加重。

2）照护策略：照护者应观察患者震颤（抖动）的部位、姿势、诱发因素，适时给予提醒，避免同一姿势维持较长时间；可让患者做一些有助于改善精细动作的练习，如择菜、穿衣、剥豆、捏橡皮泥及玩拼插游戏等（图 3-3-8）。

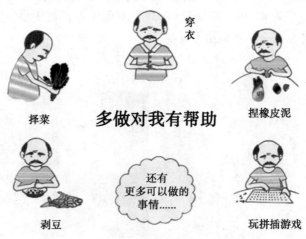

图 3-3-8　帕金森病震颤患者参与的日常活动

（2）姿势性震颤

1）原因分析：部分患者在处于抬胳膊、抬腿等特定姿势或体位时出现肢体抖动，又称姿势性震颤。部分患者服药后症状有所缓解，但仍可随服药后时间的延长而出现波动；另一部分患者对药物反应性差，服药后症状改善不明显。

2）照护策略：居家照护者应了解患者姿势性震颤对日常生活的影响及易诱发肢体震颤的姿势。部分患者早期肢体抖动幅度较小，对生活能力影响较小，可不过多关注；随着肢体抖动幅度逐渐增大，导致生活自理力下降，例如坐下过程中肢体持续大幅度抖动导致身体失去平衡而跌倒。照护者需及时、适时给予帮助、保护，避免意外发生，并且尽量避免让患者一个姿势维持较长时间。

（3）运动性震颤

1）原因分析：帕金森病以静止性震颤为主要特征，但有少数患者会合并出现运动性震颤，主要是由于机体促动肌-拮抗肌收缩力量和节律不同所致，可发生在运动的任何阶段，运动停止后震颤（抖动）消失。例如，患者在完成进食、倒水等简单日常活动时会出现肢体抖动，停止活动后抖动消失。

2）照护策略：居家照护者需了解患者易诱发肢体抖动的动作，在保证安全的前提下让其完成相关动作。①若患者在进食过程中因肢体持续抖动，导致食物放不到口中，或由于口唇、下颌抖动造成张口、咀嚼困难，导致进食困难，照护者应注意：为其选择易咀嚼、易拿取、无骨无刺的食物；食物的温度应适宜，尤其是汤类，避免洒落造成烫伤；选择带吸盘的餐具，必要时可选择使用平衡勺。②接水、提壶、拿杯子等动作患者每天都会做，但也是高危动作。提重物时，患者肢体抖动的幅度会更大；若提物过程中物品坠落，有发生砸伤、烫伤、冻伤等意外的风险。照护者应避免患者独立持重物和接触过烫的水（水温控制在40℃~60℃），选用宽把手、质轻的杯子以利于抓握，尽量不让患者做一手拿杯子一手拿壶倒水的动作。

3. 动作迟缓

（1）面具脸

1）原因分析：患者表情严肃、不爱笑，疾病早期表现为瞬目减少，面部表情变化减少，严重者可出现张口状态。这主要是疾病导致动作迟缓所致，全身肌肉均可受累。面部肌肉受累可导致患者面部随意运动减少、运动周期延长，看起来表情呆滞、单一、面无笑容，造成难以沟通、认知障碍的假象。

2）照护策略：加强面部肌肉的主动运动。照护者可增加与患者沟通和互动的机会，使其增加微笑、皱眉等动作，鼓励患者唱歌，以放松面部肌肉，从而提高面部肌肉活动的能力。与患者谈些有趣和愉快的话题，利于其丰富面部表情。对于瞬目减少的患者，照护者可指导其有意识地做睁眼、闭眼及眨眼动作，必要时可给予眼部润滑剂，避免眼睛干涩引起炎症。对于出现张口状态的病情严重者,照护者需及时提醒患者,并指导其做微笑、大笑、露齿笑、噘嘴、吹口哨、鼓腮等动作,训练口周肌肉;用冰棍、冰水等对口腔部位进行冷刺激,有利于提高肌肉敏感性,有效改善肌肉运动能力;必要时可间断使用头套或头部绷带以减小张口程度;在睡眠过程中保持室内湿度适宜,避免呼吸道过于干燥。

（2）语音低沉

1）原因分析:帕金森病患者可由于声带功能减退及吸气压力不足而出现声音嘶哑、单调、低沉,语言难以听懂。正常人在讲话中会在适当的时候停顿,而帕金森病患者由于对呼吸肌运动的控制能力下降,讲话时在单词之间停顿,做频繁呼吸。患者会感到与人交流时和以前有所不同,因而不愿意与人接触,言语减少,导致语言清晰度进一步下降。

2）照护策略:居家照护者应增加与患者沟通的时间与机会,尽量让患者多接触周围的人,多参加社区唱歌、朗诵等集体活动,避免过多看电视、听收音

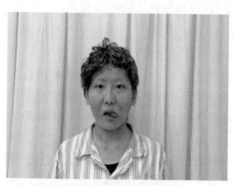

图 3-3-9　舌头做前后左右运动

机等单项反馈活动,减少在家独处的时间;提醒患者大声、清晰吐字;指导患者练习发元音（a、o、e 等）并维持一段时间,将一段话按照正常停顿语法缓慢大声读出来,舌头做前后左右运动等（图 3-3-9）;对于唇和上下颌的锻炼及朗读锻炼也不要忽视。可以将患者唱歌、朗诵等练习的情况录音,让其聆听,感受自身的变化,增强自信心。

（3）吞咽异常

1）原因分析:帕金森病患者吃饭慢、咽下困难也是动作迟缓（咀嚼肌、咽喉肌等吞咽肌群运动缓慢）的表现。疾病早期表现为进食时间延长,中后期发展为进食固体食物难以下咽、唾液咽下困难等,而只能以进食糊状饮食为主,严重者还会出现流涎的现象。饮食搭配不合理会导致营养缺乏甚至营养不良,增加误吸的风险。

2）照护策略:居家照护者需评估患者进食的时长、充分咀嚼的能力、食物咽下有无困难等情况。食物应丰富多样、搭配合理,保证蛋白质和维生素的摄入,维持营养均衡。对于进食时间长者,应选择易咀嚼的食物,并延长烹制时间;对于食物咽下困难者,选择糊状饮食（过稀薄易造成呛咳、误吸,过黏稠易导致咽下困难）,必要时可使用料理机制作。患者进食过程中宜选择坐位或半卧位,避免边吃饭边说话,应充分咀嚼、低头咽下,每口食物量宜少（以 1/2 勺

为宜）。患者饮水时，每口水量不宜过满；为防止水被误吸入气道，饮水时勿仰头；用吸管饮水时，吸水速度不宜过快，吸水量应适中；勿将过长的吸管含在口腔内。可让患者多做吞咽口水的动作，减少口水引起的呛咳、误吸。

（4）行走姿势异常

1）原因分析：帕金森病患者行走过程中会出现上肢摆臂幅度减小，甚至不摆臂，下肢拖拽的现象，主要是由于肢体动作迟缓伴随意动作减少引起的。正常人行走时，上肢为保持身体平衡出现前后摆动，大腿抬起、足跟先着地，这是身体自身的反馈，不需要人们刻意去想，而帕金森病患者随意运动的反馈与调节出现障碍，导致随意动作减少。

2）照护策略：照护者告知并纠正患者行走过程中的异常姿势，可以模仿患者的异常走姿给患者观看，指出其异常的动作；和患者并肩走，让其看到正确的行走姿势，及时纠正错误姿势；在患者走路过程中及时提醒其摆臂、抬腿、足跟着地等随意动作。当患者行走姿势有改善时，照护者应及时、适时给予鼓励，可通过视频的形式让患者看到自己走路姿势改善的效果，以增强其信心。在行走过程中，照护者应始终在患者身边，保证患者安全，防止跌倒。

（5）字写得越来越小

1）原因分析：部分帕金森病患者会感觉自己的字写得没有原来漂亮，而且越写越小，手的灵活性也大不如前。这主要是由于疾病导致手部动作迟缓和肌张力增高，手部动作灵活性受到限制所致。

2）照护策略：照护者应指导患者进行增加手部灵活性的动作，如弹琴、伸手-握拳、手指交替拍打、双手做旋转的动作等；鼓励患者多参与日常家务（如择菜、擦桌子等事情），可在有固定表格的纸上进行写字练习；让患者多动，多用自己的手做事情。

4. 步态障碍

（1）站立不稳

1）原因分析：帕金森病患者总让人感觉站立不稳，失去平衡，主要是由于疾病导致其平衡功能受损。为保持身体的平衡，机体会产生代偿姿势，因此异常的站立姿势等常提示患者出现平衡障碍。不同的异常姿势对于跌倒发生形式的预判具有重要的警示作用。平衡障碍合并中轴肌张力增高者易向后跌倒，其原因可能是患者站立时重心更接近足部后面。

2）照护策略：作为与患者有效沟通及保证患者安全的第一责任人，照护者掌握患者平衡功能的初步评估结果，有利于对其跌倒风险进行预判，对给予及落实照护过程中预防跌倒的安全措施起到重要作用。通常，可通过后拉实验及闭目难立征来快速评估患者的平衡问题。帕金森病发病早期对患者日常生活和活动能力影响较小，仅表现为下肢行走拖拽，在病室内及走廊内可自由活动。行走时间越长,患者异常姿势愈明显,平衡障碍越重。照护者应评估患者的行走距离,在其行走时站在异常姿势一侧,给予必要的搀扶;让患者上下楼梯时正确使用扶手,避免因行走距离过长或上下楼层过多而疲劳导致跌倒发生。帕金森病患者由于肌肉强直,会出现特殊的姿势:立位时,头部稍向前探出,膝部稍弯曲,上体稍向前屈,呈特征性前倾姿势。此异常姿势导致患者在进行弯腰动作,如穿鞋、找东西、欲站起以及上身前探、重心前移时,极易导致跌倒发生。此类跌倒事件发生时由于患者自护能力降低,第一着力点多数为头面部而造成外伤。照护者可以调整患者频繁使用的空间,如去除障碍物、加装扶手、防撞条。患者穿鞋时,为避免弯腰,可使用长把鞋拔,系鞋带有困难者可选择弹性鞋带替换棉质鞋带,以便更顺利地穿鞋。在保证安全的情况下让其独立或协助其完成上述活动。部分帕金森病患者会合并脊柱问题,如出现多个部位脊椎突出、侧弯,导致站立时出现斜肩,同时伴有下肢拖拽。此时若一味纠正异常姿势,会导致患者重心失衡而发生跌倒。照护者应适时提醒患者纠正异常姿势,但应避免矫枉过正。患者在日常生活中可以做一些平衡练习,减少跌倒的发生。

（2）行走过程中异常停止

1）原因分析:帕金森病患者经常会这样描述自己走路时的情况:"我走着走着就不会走了,不会抬腿了";"我越紧张越迈不开步";"我脚粘在地上了"……一系列诸如此类的现象,让患者非常困扰。此种表现在帕金森病步态障碍中被描述为冻结步态。冻结步态是帕金森病最为严重的运动障碍之一,也称运动阻滞。它是以看起来脚像粘在地板上一样缺乏运动为特征的一种表现。冻结步态表现为患者起始犹豫,不能行走,抱怨自己的脚像粘在地板上,启动后可正常行走。冻结常出现于"关"期,在"开"期也可出现,表现为一种在"开"期波动出现"关"的表现,与动作迟缓和震颤无关,在疾病后期发生率可高达50%。冻结步态可以出现在各种情形下,在姿势调整要求高的环节,如行走启动、转弯、避开障碍物、处于狭小空间时更易发生。环境因素和情绪认知因素对冻结步态的影响也较大。加重冻结步态的环境因素包括通过狭窄过道或门槛、处于拥挤嘈杂场所、双任务干扰(如行走的同时倒数100或回答问题)、时间压力和心理应激事件(听到电话铃声想去接电话)等。

2）照护策略:冻结步态多在启动、转弯、接近目标等情况下发生。居家期间,患者发生启动动作最多的地方主要是起身离床/椅、如厕结束等室内活动范围,进行床椅转移、进或离开卫生间等发生转弯行为较多的地方,各房间的门口等空间狭小处。因此,床旁、床椅之间、房门口为患者发生冻结甚至跌倒的高危地方。照护者或患者可通过听觉或视觉暗示的方法缓解症状。发生冻结时,可通过给予音乐节拍、跟随节奏器、拍掌的节奏、指令等方式提醒患者完成起步的动作,亦可使用带有红外线指引功能的手杖或地面设置"斑马线"以缓解或减轻冻结现象。冻结现象可突然发生,不能预知。对于有冻结现象的患者,照护者应时时陪伴在其身边,及时给予帮助及救护,防止发生跌倒等意外,同时要教会患者自我保护的方法,避免受伤,并做一些步态练习,纠正异常步态(视频ER3-3-2)。

ER3-3-2
冻结步态的
锻炼

（3）小碎步

1）原因分析:帕金森病患者行走时会出现小碎步现象,给人走路着急、慌张、不稳的感觉,在帕金森病步态障碍中称为慌张步态。慌张步态是帕金森病最典型及独特的步态障碍之一,主要表现为行走时躯体不自主地前倾,为保持重心在两脚之间而出现快速且细小的步伐。慌张步态的发生机制与帕金森病中晚期跨步变化增大相关,姿势反射消失并伴有躯体前屈,即可导致慌张步态。慌张步态可能发生于冻结步态之前,表现为初期步伐迅速且步幅缩小,然后变为完全冻结。出现冻结者常应用非常细小的步伐来终止冻结步态,也被认为是慌张步态。帕金森病患者步行过程中脚后跟触地动作短暂或缺失,表现为摆动足落地时是全脚掌落地或前脚掌先落地,这样"踮脚尖"样的动作加重了重心前倾,从而形成恶性循环,促进了慌张步态的发展。此类患者在即将停下或遇到障碍物时易失去平衡。因姿势反射障碍,患者被绊后难以纠正失衡状态,发生跌倒。慌张步态患者在停止行走前最后一步时,为及早到达目的地,会出现前冲表现,俗称"思想到了腿没到"。此时,若目的地物品未固定或临时移位,会造成患者无法控制重心而出现跌倒。

2）照护策略:慌张步态使患者在转弯、过门槛、动作结束时容易出现跌倒。在患者出现此情况时,照护者应提高警惕,给予陪伴,采取保护措施:①在行走过程中,提示患者双眼向前看,身体站直,上肢的协调动作和下肢的起步要合拍,起步时足尖要尽量抬高,先足跟着地再足尖着地,迈步要尽量慢而大,双上肢做前后摆臂动作,当出现异常姿势时及时提醒更正;②房中物品妥善固定,避免患者前冲时物品移位,使患者失去支撑而跌倒;③给患者提供必要的辅助用具,如手杖(建议使用带手环的手杖,见图3-3-10)、助行器、助行推车(图3-3-11),并教会其使用;④部分患者还可通过骑自行车替代步行。

（四）照护误区

居家照护者应对患者进行全面评估,给予适度照护。①患者可以自己行走、坐起、翻身,但照护者因担心其受伤或不能完成,而给予过度照护,代为进行所有事情,会导致患者基本生活能力迅速下降。②患者床下活动大部分可完成,但夜间不能翻身,若照护者未评估到,会导致患者夜间不能有效改变体位,影响休息,严重者还有发生压疮的风险。③对于患者震颤的表现,照护者

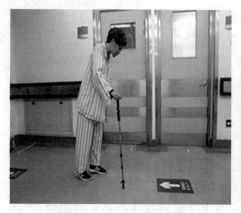

图 3-3-10　带手环的手杖

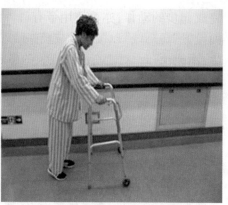

图 3-3-11　助行推车

不要过于关注,但也不要忽视,应适时督促患者进行精细动作练习,保证患者的生活质量。④居家照护者不要因为患者不爱说、不爱笑就减少其交流、外出的时间与机会。帕金森病患者患病后会出现情绪低落,加之动作迟缓造成面部表情少、说话声音小等情况,会给人一种难以接触的假象。这时照护者更应该多与患者交流,调动其兴趣,让患者多与他人接触,多参加社区活动,"迈动"起来。⑤由于患者长时间步态异常,部分照护者(甚至患者本人)对于步态障碍的危险情况已思想麻痹,认为长期如此,未发生严重后果或经常摔倒,不需要过多陪伴及协助,亦不采取安全保护措施,容易导致患者出现严重安全伤害,增加患者痛苦,增加照护者负担,增加家庭经济支出。

（五）评价

1. 患者居家环境安全、舒适,未发生跌倒、坠床、压疮、烫伤等安全事件。

2. 患者能独立或适时使用辅助工具完成日常生活。

3. 患者掌握康复锻炼的方法,得到适宜的帮助。

4. 患者能够积极主动地参与日常生活,心情愉悦。

二、便秘的照护

便秘是帕金森病最常见的非运动症状之一,发生率高达 82%~94%,主要是由于自主神经受累及 α 突触核蛋白沉积于胃肠道内致使胃肠蠕动缓慢所致。便秘包括排出困难和便次减少两类症状。前者为出口梗阻性便秘,后者为慢性传输性便秘。药物治疗后症状不能缓解或停药后症状复发且病程超过 3 个月者为顽固性便秘,又称功能性便秘或习惯性便秘。便秘对帕金森病患者造成很大困扰。长时间便秘不但使患者腹胀难忍、食欲减退、排便费力和粪便干燥,而且使治疗帕金森病运动障碍的药物从胃排空至小肠速度减慢,影响药物吸收入血,导致药物疗效下降。同时,服用某些帕金森病药物也会诱发或加重便秘症状。对于便秘,有些患者认为难以启齿而隐瞒症状,亦有些患者不会使用直肠软化剂或担心长期使用通便药物会产生依赖而不敢使用,造成症状难以改善,甚至持续加重,严重影响生活质量。居家照护者需要了解患者的心态及便秘情况,提出照护策略,在保证其较佳营养状况的同时解决便秘问题,改善症状,减轻痛苦,从而提高生活质量,减少并发症发生。

（一）照护目标

1. 患者规律排便。

2. 患者的饮食结构合理。

3. 患者的不适症状减轻,舒适度提高。

（二）照护原则

1. 采取有效措施改善患者排便障碍。

2. 关注患者排便状况,预防并发症的发生。

3. 保护患者自尊心。

（三）常见问题与照护策略

1. 腹部胀满

（1）原因分析:帕金森病患者常被便秘问题所困扰,总感觉怎么调整饮食对便秘的改善均不明显,还会出现腹胀、食欲减退。这与自主神经系统病变及 α 突触核蛋白沉积于胃肠道内致使肠蠕动缓慢有关,表现为慢性传输性便秘。

（2）照护策略:居家照护者要了解患者的日常膳食结构和饮食习惯,对于不适宜处予以改进。根据病情及腹胀情况制订合理的饮食谱。对于单纯帕金森病患者,一般提倡适量高糖、高脂饮食,伴有便秘、腹胀者可补充足量的蔬菜和水果,增加高纤维饮食或富含纤维素的饮料。纤维素具有亲水性,能使食物残渣膨胀,从而增加粪便容积,有利于排便。芹菜、菠菜、萝卜、白菜、胡萝卜、金针菇、香蕉等在减轻胃肠道产气的同时能够增加纤维素,起到缓解腹胀、改善便秘的作用。让患者养成每日晨起定时排便的习惯,即晨起后在室内稍做运动,然后不管有没有便意都去卫生间排便,以培养和保持排便的条件反射。鼓励患者进行腹部按摩,即每日晨起和睡前顺时针按摩腹部,定时练习腹式呼吸(收腹鼓腹动作),促进肠蠕动。必要时可给予药物辅助排便。

2. 排便费力

（1）原因分析:患者排便费力,感觉用不上劲,主要与疾病导致动作迟缓、盆底肌异常致排便无力感有关。帕金森病患者排便时出口梗阻的症状是局部肌张力障碍的表现,与直肠、肛门的肌紧张异常反应和收缩以及盆腔平滑肌、耻骨直肠肌功能不良有关。

（2）照护策略

1）坚持定期锻炼：锻炼可刺激肠蠕动，有助于盆腔底部肌肉的收缩。具体做法为指导患者做提肛、排便动作，锻炼盆底肌及肛门括约肌。1948年阿诺·凯格尔医生发明了凯格尔训练，俗称提肛运动。凯格尔训练分两个阶段，每个阶段10分钟（图3-3-12）。第一个10分钟，缓慢收缩会阴肌肉3~5秒，然后放松3~5秒，如此反复；第二个10分钟，快速收缩会阴肌肉1秒，然后放松2秒，如此反复。每天做2次凯格尔训练，持续6~8周。

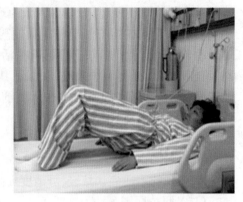

图 3-3-12 凯格尔训练

2）排便姿势：可选择蹲位或坐位。蹲位时肛管、直肠的角度增大，可增大腹腔内压力，促进粪便排出。注意：合并体位性血压异常者应避免使用蹲位，以避免长时间下蹲导致起身时血压过低至跌倒、晕厥等意外发生；坐位排便时身体躯干适当前倾，加大髋部弯曲，增加腹内压，利于排便。

3）手指协助：如果患者在排便过程中感觉无力，照护者可给予手指协助。方法为将双手示指及中指分开，放于肛门两侧，当患者用力排便时手指向上用力，以利于粪便排出。

4）人工取便：如果经上述方法，患者仍难以排出粪便，可给予人工取便。操作时，嘱患者大口呼吸，尽量不要做缩肛动作；实施者戴好手套，用润滑剂润滑示指，然后将示指缓慢伸入患者肛门，触碰到硬便块后，活动示指以捣碎便块，再转动示指，剥离粘连于直肠壁的粪便并将其慢慢抠出体外。人工取便过程中，实施者应动作轻柔，嘱患者张口呼吸，以减轻腹压，并观察患者耐受情况、粪便性状，如有出血立即停止操作并用纱布按压肛门部位止血（注意：明确诊断患直肠疾病者禁用人工取便手法）。

3. 粪便干燥

（1）原因分析：帕金森病患者常伴有继发性运动功能障碍，出现吞咽功能障碍、流涎、震颤等症状，导致喝水困难。同时，帕金森病患者以老年人居多，随着年龄增长，老年人口渴感觉功能降低，常在体内缺水时也不感觉口渴，导致饮水量减少。另外，伴有尿频、尿急、夜尿增多的患者，可能因担心频繁排尿而不敢喝水。一些患者伴发多汗症状，造成体液丢失。以上造成水分摄入不足及体液丢失的情况若长期存在都会造成粪便干燥，进而导致便秘。

（2）照护策略：居家照护者应告知患者饮水的重要性及其对改善粪便干

燥症状的作用。对于伴吞咽障碍者,照护者应多次、少量地给予饮水,可选用吸管或小勺让患者缓慢、小口饮水,并嘱其低头咽下。对于频繁呛咳者,可加入增稠剂以避免误吸的发生。对于夜尿增多的患者,尽量让其在日间饮水,避免睡前 1~2 小时饮水,以免影响夜间休息。居家照护者还要掌握患者 24 小时饮水量,在其不感到口渴时也应适时给予饮水,以保证每日 1500~2000mL 水分摄入量(可使用带有刻度的杯子)。伴发出汗者应适当增加饮水量。照护者可协助患者养成良好的生活习惯,如晨起空腹饮水 300~500mL,有助于软化粪便,缓解粪便干燥。

4. 排便疼痛、直肠出血或撕裂

(1)原因分析:部分帕金森病患者的便秘为出口梗阻性便秘,表现为粪便前端干硬,排便时由于直肠肛门过度扩张出现排便疼痛,甚至直肠出血或撕裂。多数患者常因长期便秘而需要服用通便药。其中,部分患者担心长期服药会导致药物依赖,不规律服药,导致便秘症状加重;部分患者不能正确使用肛入药物,导致排便疼痛、直肠出血或撕裂。

(2)照护策略:照护者应遵医嘱规律给予患者通便药物以缓解局部不适症状,并观察、记录、评价药物效果。例如,可给予肛入药物(如开塞露)或使用温开水、肥皂水进行灌肠,以软化粪便前端,减轻排便时的疼痛感(注意:明确诊断直肠疾病者禁用肛入药物或灌肠)。照护者在协助给予肛入药物的同时,可教会患者自己使用。当患者排出的粪便带有鲜血时,考虑直肠出血或撕裂可能,可使用纱布按压肛门部位止血,必要时就医。

5. 心理障碍

(1)原因分析:便秘是影响帕金森病患者生活质量的主要因素之一,同时多数患者认为便秘的事情难以启齿,也加重了心理负担。

(2)照护策略:居家照护者应了解患者排便的习惯,注意其有无多日未排便的情况,同时多开导患者,告知其服用某些药物时可能会出现便秘加重的情况,而不是病情加重,使患者减轻心理负担,遇排便困难、粪便干燥的情况及时告知照护者,以便照护者能够给予必要的帮助。

(四)照护误区

部分帕金森病患者不了解疾病相关非运动症状,不知道便秘也是疾病的表现之一,而忽视了此症状,即使出现了较长时间,也未予以重视,加之认为便秘难以启齿,致使病情被掩盖或延误。因此,居家照护者要了解帕金森病相关临床表现,客观评估患者便秘的症状及类型,了解患者排便习惯,找出便秘原因并给予针对性指导,帮助患者合理搭配饮食,必要时给予药物辅助,同时要让患者正视便秘的问题。

（五）评价

1. 患者按时排便。

2. 患者能够按时就餐，摄入足量富含纤维素的食物和水。

3. 患者排便费力、粪便干燥、腹部胀满等症状有所减轻。

三、心理-精神障碍的照护

帕金森病的心理-精神障碍可表现为抑郁、焦虑、情感淡漠、精神病性症状等。精神病学症状中，幻觉、妄想、错觉及存在错误知觉等较为常见。冲动控制障碍虽然发生率较低，但随着病情进展，特别是在处于更年期的患者中，冲动控制障碍发生率逐渐升高，主要表现为暴饮暴食、性功能亢进、强迫性购物及赌博。此外，还有冲动-强迫行为，如刻板、重复的无目的行为。但患者及照护者对此问题常忽略、不重视，导致心理-精神障碍未得到有效治疗及照护。照护者应能及时发现患者的心理-精神障碍问题，提出照护策略，降低甚至避免意外的发生，减低患者痛苦，提高患者生活质量，减少并发症的发生，减轻照护负担。心理-精神障碍照护在帕金森病的治疗过程中非常重要，并且应贯穿整个治疗过程中。

（一）照护目标

1. 正确识别患者心理-精神障碍表现。

2. 保障存在心理-精神障碍的患者及照护者的安全。

3. 增加患者参与活动的积极性。

（二）照护原则

1. 针对患者心理-精神障碍的异常表现采取有效照护措施，保证患者及周围人员不受伤害。

2. 尊重患者的人格、尊严、隐私，杜绝剥夺、污蔑人格尊严的事情发生。

3. 给予鼓励和赞赏，提高患者的自信心和成就感。

（三）常见问题与照护策略

1. 感到羞愧和内疚、自责，不愿意与他人交流

（1）原因分析：帕金森病患者会表现出对日常活动缺乏兴趣，对前途悲观、失望，感到羞愧和内疚；注意力无法集中，记忆力降低，思维迟缓，自尊心和自信心降低，自我评价下降，常夸大自己的缺点和失误，认为自己没有价值，没人关爱，并为此自责和自罪；动作迟滞、无精打采、被动、依赖、退缩，不愿意与人主动交往。这与疾病导致脑内某些神经环路功能障碍有关。研究证实，边缘叶-皮质纹状体-苍白球-丘脑环路与抑郁的发生有重要关系。此外，能量代谢障碍也是一个重要的影响因素。运动功能障碍逐渐加重、社会功能减退、适应能力下降等均会导致抑郁的发生。疾病进展较快的患者不能在短时间内适

应,文化水平越高者对生活质量要求越高,越易产生抑郁、焦虑等情绪障碍。

(2)照护策略:照护者应通过与患者有效沟通,了解其焦虑、抑郁的情绪,以积极、阳光、向上的内容正性引导患者;对焦虑、抑郁情绪明显的患者进行专科、系统的评估和动态监测,同时采用个体化的综合措施(包括药物治疗、心理治疗和环境治疗等)防范意外行为的发生,以保证患者的安全。

1)建立抑郁观察卡(表3-3-1):患者和照护者应做好抑郁病情监测,及时与专科医生沟通。照护者可根据老年抑郁量表(GDS-30)的内容,每2~3天记录一次患者的抑郁情况,重点包括问题内容、表现,并做好动态评估。对于病情稳定者,可1周记录1次。

表 3-3-1 抑郁观察卡

姓名:_____   性别:_____   年龄:_____

家中有无人员照护及由谁照护	
患何躯体疾病,现服何治疗药物	
首次出现抑郁的表现、时间及地点	
每次就诊时间及地点	
抑郁症状自评分数(老年抑郁量表)及评定时间	
服用抗抑郁药物的品种和剂量	
调药时间、品种和剂量	

2)遵医嘱按疗程服用抗抑郁药物,不可随意调药或自行停药:抗抑郁药物不会成瘾,也不是安眠药,患者可以遵医嘱安全服用。如有需要,患者可及时与专科医生沟通,遵医嘱根据病情进行调药。

3)心理治疗:①人际关系疗法:照护者应鼓励患者坚持晨起锻炼、外出交际、参加社会活动或出去旅游;多与患者交谈,从中发现问题,理解并与之交流、给予鼓励,使其不良情绪得到宣泄。②认知疗法:帮助患者制订每日活动计划表,循序渐进,从易到难;促进愉快体验,让患者在晚上把对当天活动内容的愉快体验做出评价;进行转换法体验,通过转换理念,帮助患者发现自己潜在的解决问题能力;采用认知重评法,与患者共同找出认知与沮丧的关系,纠正错误认知。③不要把自己的生活与别人的生活进行比较;最好把日常生活中美好的事情记录下来;不要怕失败,要学会敢于失败、承认失败;要积极尝试以前没有做过的事情,要积极开辟新的生活园地,使自己的生活更充实;要与精力旺盛、有理想、有追求的人交往。④多吃些疏肝理气(如莲藕、萝卜、山楂等)和清淡的食物,有利于调整不良情绪,忌吃辛辣及油炸煎烤等刺激性食品。

抑郁症状有晨重夕轻的特点,照护者应注意观察患者早晨醒后的心理状况和情绪表现,防止意外发生。

2. 自杀、自伤

(1)原因分析:抑郁患者常因症状影响而出现悲观厌世、自责自罪感。多数患者在抑郁发作的较长时间内有潜在自杀风险,严重危及自身安全。

(2)照护策略

1)照护者应及时判断抑郁症患者自杀意图的强度与可能性,以及其可能采取的自伤、自杀方式,有效防止患者发生意外事件,保证患者安全;应尽可能多地与患者保持接触,密切观察其病情变化,对其言语、行为、去向等情况应随时做到心中有数;若发现患者出现较明显的情绪转变,交谈过程中表情欠自然,出现交代后事、书写遗书、反复叮嘱重要事项(如重要纪念日、银行存款、账号、财产放置地点)等情况,均视为危险行为的先兆,提示应加倍防范。

2)对于具有自杀先兆者,应保证其24小时不离视线,并注意观察情绪变化。患者睡眠不好时,更应提高警惕,注意加以防范。

3)对于有自杀意图者,可根据患者具体情况,与其讨论自杀问题(如计划、时间、地点、方式、如何获得自杀工具等)以及面对挫折和表达愤怒的方式。这种坦率的交谈可大大降低患者自杀的危险性。

4)妥善安置患者,做好危险物品管理,是防止意外事件发生的重要措施。照护者应谨慎地安排抑郁患者的居住环境,在疾病的急症期切忌让其独居一室,房间陈设要尽可能简单、安全,关好门窗(开窗通风时,开窗角度应为15°~30°),妥善保管各种危险物品(如绳、带、玻璃、刀剪等)和各类药品,以免被患者利用而发生意外。患者病情严重时,常没有精力实施自杀行为。当病情有所好转时,由于精神运动抑制有所改善,而抑郁情绪尚无明显改善,可使患者将自杀意念付诸行动。

5)在自杀意念(即出现自杀的想法)产生、制订自杀计划、自杀未遂、自杀死亡这一过程中,前面3个阶段是可以进行干预和预防的。对于自杀未遂者,应及时送医,对其精神状态进行评估,进行心理干预和医学监管,防止其再次自杀。意外事件多发生于夜间、节假日、周末及家人忙碌的时候,对此照护者必须给予高度重视,加强防范意识。让患者参加有兴趣的文娱活动和增加户外活动,有助于缓解悲观情绪,但必须在照护者可视范围内进行。

3. 不安、担心、失眠多梦、易怒

(1)原因分析:帕金森病心理障碍患者会叙述自己对日常琐事过度且持久的不安和担心,同时伴有睡眠改变(失眠、多梦)、注意力集中困难、工作效率降低、易激惹、烦躁不安、手心出汗、恶心、心悸、心率加快、无目的活动增多、行为控制力减弱等情况。这些症状都是焦虑的不同表现形式。帕金森病焦虑是在神经病变和心理因素共同作用下产生的。此外,帕金森病焦虑与疾病的严重程度呈正相关,而与病程无明显相关性。异动症及"开-关"现象的产生使患者更易出现焦虑情绪。神经递质异常可能与帕金森病焦虑发生有关。脑网络异常可能是帕金森病焦虑的产生机制之一。

(2)照护策略:照护者应用有关心理学和医学知识指导和帮助患者克服和纠正不良的生活方式、行为习惯、情绪障碍和认知偏见(图 3-3-13)。

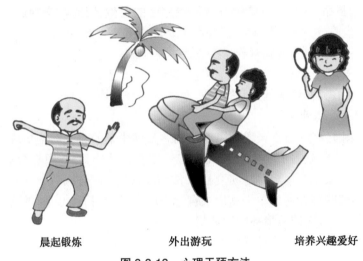

晨起锻炼　　　　　外出游玩　　　　　培养兴趣爱好

图 3-3-13　心理干预方法

1)早期心理支持:照护者应针对患者的具体心理问题进行疏导,对其感到疑惑的问题给予专业指导,帮助患者正确对待疾病,改变错误认知,走出心理误区,主动配合治疗,增强战胜疾病的信心。

2)集体心理治疗和负性情绪合理发泄:照护者可组织患者集体交流,如建立帕金森病患者微信交流群或每周组织两三次茶话会,使患者能够互相关心、互相学习,这有助于增进疗效。同时,让患者充分宣泄自己的紧张、焦虑情绪,建立积极情绪,创造能表达情绪的环境,从生活中体验积极向上的感受,进行积极的自我评价,努力对生活满怀信心,掌握有效解决问题的方法。

3)自然疗法:①运动疗法:人体研究表明,每天 08:00~12:00 和 14:00~17:00 是肌肉速度、力量及耐力等人体功能处于相对最佳状态的时间段。在这两个时间段,人的感觉最灵敏,协调能力、体力和身体适应能力最强,心率和血压最平稳,此时锻炼对身体健康更有利。锻炼方法包括步行、打太极拳、做保健操、垂钓等活动,每天 0.5~1 小时,以身体不感到劳累为宜,同时注意适量饮水,适时增减衣物,谨防感冒。②音乐疗法:即给患者播放一些优美的音乐,一般 20~30 分贝,不宜超过 60 分贝,并且不宜长时间用单一曲目。建议照护者根据患者的年龄、性格、教育素养等特点选择音乐,每日 2~3 次,每次 0.5~1 小时。失眠多梦者可以在睡前听 20~30 分钟音乐,如《春江花月夜》《摇篮曲》《姑苏行》;烦躁者可每天听一次《平湖秋月》《渔舟唱晚》《百鸟朝凤》《满庭芳》《春晖》等。

4)营养学家认为,氨基酸缺乏会影响大脑神经递质等物质的合成,使去甲肾上腺素含量降低,造成人萎靡不振、烦躁、忧郁。乳酸类含量高的食物、巧克力、烟熏制品、饮料等可能诱发或加重焦虑的发生,因此帕金森病患者应尽量避免或少吃。此外,帕金森病患者还要注意补充 B 族维生素,避免长期食素,要合理安排膳食,做到营养均衡。

5)照护者应掌握沟通技巧,使患者愿意把自己的心里话说出来;照护者应关怀、体贴患者,谅解其异常行为。

4. 幻觉等精神症状

(1)原因分析:幻觉表现为患者明确感受到生动的人或动物出现在周边,听到低语、音乐或威胁的声音,而实际也不存在。此外,有些患者会表现出婚姻不忠妄想、被抛弃妄想等。研究显示,帕金森病精神病性症状与脑内路易小体沉积、单胺能神经递质不平衡以及视觉空间加工障碍有关。此外,帕金森病的治疗药物也可能诱发精神病性症状。

(2)照护策略:照护者可根据幻觉评定量表(HAS)(表 2-4-3)对患者幻觉的形式、发作频率、有无规律等进行评估,并采取相应措施。在幻觉中,视幻觉最为常见。视幻觉发生时,患者易发生跌倒、伤害等意外,照护者应尽早做好防护评估并采取相应防范措施:①照护者应保持镇定,不被患者的幻觉所左右;②有些幻觉是与周围环境联系在一起的,照护者应及时更换环境、物品摆放位置等;③照护者可鼓励患者大声表达,寻求帮助;④照护者可指导患者接受那些无关大碍的、经常出现的幻觉,同时保持清醒的认识;⑤命令性视幻觉可能产生不良后果,如果患者出现此种情况,照护者需要立即对其采取控制措施,避免患者伤害自己和他人。

5. 强迫行为

(1)原因分析:在疾病的影响下,患者自我控制能力下降,会出现暴饮暴食、性功能亢进、强迫性购物及赌博,此外还有冲动-强迫行为,如刻板、重复的无目的的行为。这可能与心理、社会、个性、遗传及神经-内分泌等因素有关。

(2)照护策略:首先,照护者要善于观察患者出现强迫行为的频率、时间及强迫行为的内容,并客观记录。其次,照护者要及时与专科医生沟通,并倾听患者心声,帮助其发现并分析内心的矛盾冲突,推动其解决问题,增加适应环境的能力,重塑健全人格。对于强迫行为,可以采取认知行为治疗方法,主要包括思维阻断法及暴露反应预防。思维阻断法是在患者反复出现强迫思维时通过转移注意力或施加外部控制,如设置闹钟响铃来阻断强迫思维,必要时配合放松训练缓解焦虑。暴露反应预防是在治疗师的指导下,鼓励患者逐步面对可引起强迫思维的各个情境而不产生强迫行为。例如,患者很怕脏,必须反复洗手确保自己不得病,在实施暴露反应预防过程中,需要进行数次治疗,使患者通过逐步接触自己的汗水、鞋底、公共厕所的门把手及马桶坐垫而不洗手,认识到所担心的事情实际上并不会发生,从而达到控制强迫症状的作用。强迫症状伴随的焦虑将也可在多次治疗后缓解直至消退。再次,照护者要重视与患者的沟通,理解患者的异常行为,消除患者的孤独感和疑虑,鼓励患者自我护理,增加独立性,充实生活,降低失落感,增加患者的归属感和认可度。

(四)照护误区

①患者出现心理-精神障碍时,认为与帕金森病本身没有关系,但因在用药期间出现不良反应或害怕因调药而加重运动症状而拒绝治疗和调药;②照护者过分相信患者的能力,照护不到位,导致跌倒、自杀等意外发生;③抑郁和焦虑可先于帕金森病的运动症状出现,而被忽略。对于心理-精神障碍严重的患者,照护者应该及时听取医生意见,正确调药,改善其心理障碍;细致入微地正确评估患者的心理状态和行为,从小事观察,并提供全程照护,防止意外发生。

(五)评价

1. 照护者能够及时发现患者的心理-精神障碍表现。

2. 在居家照护过程中正确应对患者发生的心理-精神障碍,不发生意外伤害。

3. 患者能主动参与社交活动。

四、睡眠障碍的照护

睡眠是一种基本生命活动,人的一生中有将近1/3的时间处于睡眠状态。睡眠时,人体的新陈代谢及大部分生理功能都降低、全身骨骼肌松弛、肌张力降低乃至消失、脉搏/心率变慢、血压下降、呼吸变慢、唾液分泌减少、胃肠蠕动增加、尿量减少、尿液浓度增加、大脑皮质活动减少。因此,睡眠对于精力和体力的恢复及能量的储存至关重要。睡眠障碍是帕金森病患者最常见的导致其失去生活能力的非运动方面的并发症之一。近年来,临床上越来越多地发现帕金森病患者存在睡眠障碍问题(至少60%),有时甚至作为疾病的首发症状出现,严重影响患者的生活质量。

正常睡眠有以下特点:①感觉与反射的兴奋阈增高;②觉醒程度下降;③在强烈刺激下可以唤醒;④睡眠与觉醒交替进行,符合24小时的昼夜节律。睡眠-觉醒过程和周期中任何一个环节发生异常都可以导致睡眠或睡眠节律紊乱,称为睡眠障碍。多导睡眠监测是一种睡眠疾病的客观检查方法,可以了解睡眠脑电波变化,分析睡眠结构及相关事件,对睡眠疾病的诊断有重要价值。

帕金森病睡眠障碍根据常见临床症状主要分为失眠、快速动眼期睡眠行为障碍、觉醒障碍、睡眠相关运动障碍。通过观察患者在睡眠中有无以下情况可以大致判断其有无睡眠障碍。如有可能,在首次系统评估前最好让患者(可有家人协助)完成为期2周的睡眠日记,记录每日上床时间,估计睡眠潜伏期,记录夜间觉醒次数以及每次觉醒的时间,记录从上床开始到起床之间的总卧床时间,根据早晨觉醒时间估计实际睡眠时间,计算睡眠效率(即实际睡眠时间/卧床时间×100%),记录夜间异常症状(异常呼吸、行为和运动等)、日间精力与社会功能受影响的程度、午休情况、日间用药情况和自我体验。

帕金森病睡眠障碍表现形式主要有:①入睡困难:入睡时间超过30分钟;②夜间频繁醒来:夜间觉醒≥2次,且醒后5分钟内不能再次入睡;③凌晨早醒;④日间打盹,过度嗜睡;⑤毫无征兆地突然入睡;⑥白天睡眠过多而夜间清醒;⑦睡眠时伴有肢体不适感,如刺痛、虫爬、蠕动、抽筋等;⑧梦魇:睡眠时做噩梦,梦中见到可怕的景象或遇到可怕的事情,如被猛兽追赶、突然跌落悬崖等,因而呼叫、呻吟,可突然惊醒;⑨睡眠中愤怒地喊叫、做激烈动作,常伤及自己或同床的人或有坠床发生。

(一)照护目标

1. 正确识别患者的睡眠障碍。

2. 创造适宜的睡眠环境。

3. 保证患者睡眠期间安全。

(二)照护原则

1. 减少干扰因素,提供良好的睡眠环境和条件。

2. 明确患者睡眠障碍的表现,实施有效措施,避免自伤或伤及他人。

(三)常见问题与照护策略

1. 入睡困难

(1)原因分析:帕金森病患者夜间入睡困难与中枢神经元的退行性病变影响睡眠-觉醒调节有关。此外,动作迟缓和肌强直使夜间翻身次数减少,产生不适感,合并自主神经功能受损导致患者夜尿增多、肢体及肌肉疼痛、心境情绪改变等均可引起患者夜间入睡困难。

(2)照护策略:培养患者良好的睡眠习惯。规律的睡眠时间、良好的环境,如保持床铺平整、舒适、温度和湿度适宜、空气流通,均有助于培养患者的睡眠习惯。入睡困难者可以睡前听舒缓的音乐,减少睡前阅读时间,睡觉前2小时内不做运动;不服用兴奋剂(咖啡等),睡前不看惊险小说、电视节目以及无休止的闲聊等;白天多参与活动,减少白天休息时间。照护者可与患者一同制订活动、休息、睡眠时间表,督促其按时间表每日有规律地活动、定时休息、准时上床,建立合理的睡眠-觉醒节律,保持运动和休息的平衡;注意饮食调节,指导患者避免晚餐过度丰盛,避免在睡前 2 小时内用餐(吃饱了很难入睡),如有饥饿感可进食 1 杯麦片或牛奶(牛奶因含有色氨酸,有帮助睡眠的作用,但因其不易消化,睡前饮用也有可能干扰睡眠,因此要因人而异);做好睡前准备工作,如用热水泡脚半小时、沐浴、按摩涌泉穴(位于足底前部第 2、3 趾趾缝纹头端与足跟连线前 1/3 的凹陷处,属肾经)(图 3-3-14)、捏耳垂、梳头等,使身体放松。

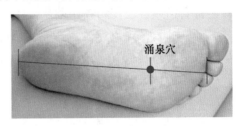

图 3-3-14　涌泉穴

2. 凌晨早醒

(1)原因分析:与中枢神经系统神经元的退行性变影响睡眠-觉醒周期的调节有关。

(2)照护策略:照护者应教会患者放松,如伸展四肢,让全身肌肉放松;手脚用力 3 秒后立即放松,反复多次。如果患者超过 30 分钟仍未能入睡,可起床去其他房间做些安静、单调的活动,待有睡意后再上床,切忌躺在床上看书或看电视,更不要待在床上冥思苦想。

3. 夜间频繁醒来

(1)原因分析:与中枢神经系统神经元的退行性变影响睡眠-觉醒周期的调节有关。

(2)照护策略:照护者可以教会患者减少觉醒和促进夜间睡眠的技巧训练,包括渐进性肌肉放松、指导性想象和腹式呼吸训练。患者应坚持每天进行肌肉松弛训练 2~3 次。最基本的动作是:紧张肌肉,体验这种紧张的感觉,保持 3~5 秒,然后放松 10~15 秒,体验肌肉放松的感觉。练习环境要求整洁、安静。初期,患者应在专业人员指导下进行练习。照护者注意避免让患者在睡前吃太多东西以及睡得太早。

4. 日间睡眠增多,夜间清醒

(1)原因分析:帕金森病患者经常会"黑白颠倒",白天总是想睡觉,但晚上睡不着;白天有时会突然睡着,不管当时在干什么,但几秒就醒了。睡眠-觉醒的内在节律由丘脑管理,这些区域的退行性变可引起患者的睡眠周期紊乱。

(2)照护策略:照护者可帮助患者重建睡眠-觉醒生物节律。具体内容:①只有在有睡意时才上床;②如果卧床 20 分钟不能入睡,应起床离开卧室,可做一些简单活动,等有睡意时再返回卧室睡觉;③不要在床上做与睡眠无关的活动,如进食、看电视、听收音机及思考复杂问题等;④不管前晚睡眠时间有多长,保持规律的起床时间;⑤日间避免小睡。

5. 梦中大喊大叫、拳打脚踢,出现视幻觉

(1)原因分析:这可能与低位脑干神经核的退行性变有关。帕金森病患者经常会描述自己夜间频繁做梦,以噩梦居多,同时家属会描述患者夜间说梦话、挥动手脚,甚至下床游走,并会受到患者的"攻击"。部分帕金森病患者以睡眠异常为首诊症状。多数患者日间并无异常表现或感觉,但入睡后出现梦境现实化,给患者本人及照护者带来困扰。

(2)照护策略

1)详细了解患者睡眠障碍的发作频率、时间及形式,做好防范措施。快动眼期睡眠行为障碍患者一般入睡 20~30 分钟会出现睡眠异常的表现。因此,居家照护者应在此时段加强对患者的观察并给予防护措施,避免坠床、磕碰伤等意外发生。

2)合理配置患者睡眠的环境及物品:①床放置于靠墙位置或四周带有可拆卸的围栏。围栏选用软体包裹,高度以 30~40cm 为宜。围栏过低,患者易翻越,而发生坠床;过高,会给患者造成空间幽闭感,增加心理负担。②床的周围不要摆放坚硬、尖锐物品(尽量避免用台灯,可以选择壁灯);床头桌选择圆边设计,防止患者发生磕碰伤;地面要保持无杂物堆放,床下地面可铺软垫。③床的高度不要过高,以患者坐下时双脚底着地为宜,防止坠床时发生外伤。④给患者携带足部感应器或地垫感应器,当患者睡眠过程中出现下床活动时,能够第一时间被发现。

6. 躺在床上就感觉四肢各种不舒服,尤其是腿,影响睡眠

(1)原因分析:患者夜间难以入睡并伴有肢体不能控制的多动、不舒服,与帕金森病导致的睡眠异常、焦虑心情、多巴胺能障碍等有关,也可能与自主神经功能紊乱有关。

(2)照护策略:患者由于双小腿不适感而影响睡眠。照护者可协助或提醒患者临睡前用温水泡脚,上床前可尝试伸展腿部(图 3-3-15),症状发作时可以给予小腿按摩、捶打、揉搓、屈伸等,也可以采取局部肌肉按摩联合热毛巾外敷的方式缓解症状。肌肉按摩主要采用捏拿和拍打法(图 3-3-16)。热毛巾外敷温度以 60℃左右为宜,对于合并感觉异常者,温度应控制在 50℃左右。患者在日常生活中应注意小腿保暖,避免受凉;衣着宽松,避免束缚;睡前不做易兴奋的事,不吸烟、喝咖啡及饮酒,以免加重腿部不适症状;每天做 1 小时中等强度的规律锻炼(如散步或慢跑),避免劳累;夏天避免空调直吹,引起腿部不适。

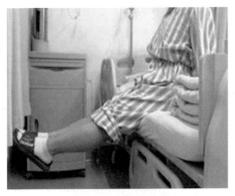

图 3-3-15　伸展腿部

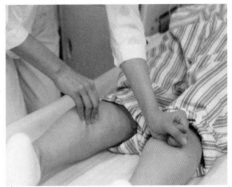

图 3-3-16　肌肉按摩

7. 紧张、焦虑、思考能力减退、警觉力与判断力下降

（1）原因分析：长期睡眠不足、失眠所引起。

（2）照护策略：照护者要善于运用交流沟通技巧和倾听技术，学会换位思考，理解患者内心的苦恼和需求，通过情感支持、心理暗示、意识转移及心理疏导消除患者的不良情绪，减轻焦虑，促进睡眠。对于心理负担重的患者，照护者可指导其晚饭后抽出半小时时间集中思考，然后学会短期遗忘，暂时消除脑中问题的干扰，以减少思想顾虑过多造成对睡眠的影响。

（四）照护误区

居家照护者不要因为患者存在睡眠障碍，就使其过早或过晚入睡。错误认为由于入睡困难，就应该比别人更早地上床睡觉，会导致患者在床上躺的时间延长，睡眠障碍加重；担心夜间失眠而过分控制日间小睡，会导致患者日间过于困乏，影响日间生活。多数患者认为睡前饮酒有助于睡眠，其实酒精并不能让人安宁地入睡，还可能使尿液增多，进一步扰乱睡眠。还有很多患者认为，身体处于疲乏状态，可以缩短入睡时间，其实过度锻炼致身体劳累，会加重腿部不适，反而加重睡眠障碍。

（五）评价

1. 患者睡眠障碍能及时被发现。

2. 患者能在良好的睡眠环境中入睡。

3. 患者发生睡眠障碍期间无意外事件发生。

五、疼痛的照护

疼痛是帕金森病的非运动症状之一，发生率为 40%~85%，平均为 67.6%，是令进展期帕金森病患者最痛苦的症状之一。帕金森病的疼痛大部分为慢性疼痛，可表现为颈肩痛、四肢痛、背痛、腰痛、头痛等，其中以下肢痛最常见。帕金森病疼痛的表现形式多样,按患病率由高至低依次为肌肉骨骼性疼痛、肌张力障碍性疼痛、神经根性疼痛、中枢性疼痛、静坐不能性疼痛。其发生时限不定,约1/4患者疼痛症状甚至比运动症状出现更早,约1/3患者出现2种以上疼痛,多为中度疼痛。相对于其高发率,帕金森病患者中因疼痛而就诊者并不多。据报道,接受镇痛药物治疗的帕金森病患者仅占1/3左右。由于帕金森病疼痛不仅会影响患者的生活质量,而且会使其产生不良情绪,因此应及时采取有效的方法进行治疗及照护。

（一）照护目标

1. 减轻患者疼痛。

2. 患者能够主动表达疼痛问题。

3. 分析引起患者疼痛的原因,并寻求解决方式。

4. 提高患者生活质量。

（二）照护原则

1. 正确评估疼痛部位、程度、持续时间,协助患者完成日常生活。

2. 关注患者的躯体及心理感受,主动询问及倾听。

3. 规范化和个体化用药,评估药物效果及不良反应。

4. 选择适宜的非药物方法缓解疼痛。

5. 尊重患者,满足需求。

（三）常见问题及照护策略

1. 肩、背痛

（1）原因分析:帕金森病患者会感到肩、背痛。部分患者以肩痛为首发症状。其肩痛与先前的肩部外伤没有直接关系。帕金森病的运动症状导致肌肉运动减少,更进一步导致肩关节功能障碍,被认为是肩痛的潜在原因。帕金森病患者背痛的发生率远远高于普通人群背痛发生率。背痛是由于姿势异常、僵直导致肌张力增高和脊柱活动度减少,造成来源于肌肉、软组织和骨骼结构的疼痛。肩背疼痛会给患者带来不适感,限制其某些基本生活活动,如穿衣、起床等,降低生活质量。

（2）照护策略:照护者要客观评估患者疼痛发生的部位、程度、持续时间以及是否影响日常生活。如果患者肩痛影响手臂上抬,难以完成穿脱衣服动作,照护者需给予协助。一些物理方法有助于缓解疼痛:①定时进行头颈部运动（每天约1小时）,肩颈部向左转、向右转,不要固定在同一姿势。②按摩风池穴（枕骨之下,头额后面大筋两旁与耳垂平行处,胸锁乳突肌与斜方肌上端之间的凹陷）（图3-3-17）,每天2~3次,每次1分钟。③使用手动或电动按摩仪进行局部按摩,每日2~3次,每次10~20分钟,缓解局部肌肉紧张。④就近在社区医院进行针灸、推拿等（只针对帕金森病肩背部肌张力增高而致肌肉少动引起的局部疼痛）。⑤做颈肩部锻炼：两肩尽量向耳朵方向竖起，然后尽量下沉；伸直手臂，高举过头并向后保持 10 秒；双手向后在背部扣住，往后拉 5 秒；将手放在肩上，试着用面部接触肘部约 10 秒，双肘分开、挺胸 10 秒；手臂置于头顶上，肘关节弯曲，用双手分别抓住对侧的肘部，身体轮换向两侧弯曲。⑥腰部疼痛的患者还可以进行八段锦健身操第五式（摇头摆尾去心火）及第六式（两手攀足固肾腰）练习。⑦必要时给予止疼药物。

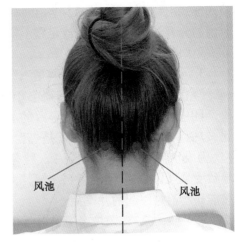

图 3-3-17　风池穴

2. 夜间发作小腿肌肉酸痛和"紧箍痛"

（1）原因分析：由于腓肠肌的强直、运动不能引起小腿肌肉的抽搐、痉挛、僵硬，导致疼痛的产生。多在安静或睡眠时出现小腿的肌肉痉挛性疼痛，影响休息和睡眠。帕金森病患者的小腿肌肉疼痛易引发跌倒和坠床等安全问题。

（2）照护策略：照护者要对患者的疼痛进行评估，客观评估疼痛发生的部位、程度、持续时间、频率、诱发因素等。若患者处于卧位时小腿疼痛发作，可以转换为坐位，伸直"抽筋"的腿，用手紧握前脚掌，向外侧旋转踝关节，缓解剧痛。旋转时动作要连贯，一口气转完一周，中间不能停顿。旋转时，如是左腿，按逆时针方向；如是右腿，按顺时针方向。行动不便的患者如需帮助，施治者应面对面施治，操作方向相反，踝关节的旋转方向不变。要领是将足向外侧扳，紧跟着折向大腿方向并旋转一周，旋转时要用力，脚掌上翘要达到最大限度；还可以用大拇指摸索腘窝两边硬而突起的肌肉的主根，然后强力按压此处，缓解剧痛。做以上动作时，由于幅度大，患者很可能发生跌倒或是坠床，所以照护者要勤于观察，了解患者发生小腿疼痛的频率及诱发因素，做好防范措施。可以在患者的床旁铺上软垫，但患者的床旁不宜摆放床头桌等易引起磕碰的物品。同时做好预防也相当重要：①每天被动牵拉腓肠肌和足尖锻炼 2 次，脱鞋站立（为防跌倒，可手扶桌椅或其他固定物），脚尖着地并尽量将脚后跟抬起，持续 10 秒后放下，然后休息数秒再继续做，如此反复进行 10~15 分钟，早晚各 1 次。再配合旋转踝关节，则效果更佳。②睡前泡足：每天临睡前用40℃左右的热水浸泡双足（浸泡至踝关节为宜），浸泡时间 15~20 分钟。③穴位刺激：可用手指按压委中穴（膝后凹陷腘横纹中点，即股二头肌腱与半腱肌肌腱中间）、承筋穴（小腿后部肌肉的最高点，即腓肠肌肌腹中央，委中穴与承山穴连线上,委中穴下 5 寸),承山穴(小腿后部正中、肌肉的分叉处,即伸直小腿或足跟上提时腓肠肌肌腹下尖角凹陷处)等(图 3-3-18)。

3. 小腿疼痛,经常在清晨疼醒

(1)原因分析:肌张力障碍会引起患者运动障碍,可由抗帕金森病药物治疗导致的运动症状波动引起,包括早晚肌张力障碍,也就是"开-关"现象。肢体痉挛引起疼痛,或手指、脚趾、踝、腕等部位姿势异常导致受累肢体疼痛,活动后可缓解。大部分是由多巴胺能药物治疗引起的并发症。

(2)照护策略:照护者应密切观察患者疼痛发作的时间、部位、服药情况及活动后能否缓解,采取相应措施。

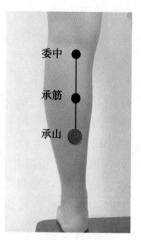

图 3-3-18　委中穴、承筋穴、承山穴

1)药物调整:对于"关"期肌张力障碍的治疗,主要是减少"关"期出现的频率和持续时间,增加一天内多巴胺能药物的持续刺激;对于伴发运动波动的帕金森病患者,常以晚上皮下注射阿扑吗啡缩短夜间"关"期时间。"开"期疼痛治疗是减少过多的多巴胺能药物刺激。可建立"疼痛一览表"(表 3-3-2),及时将疼痛的发作情况反馈给医生,遵医嘱调药。

表 3-3-2　疼痛一览表

项目	时间	疼痛时间(24 小时)	
		白天	夜间
疼痛部位			
疼痛持续时间			
活动后能否缓解			
服抗帕金森病药名称、剂量、频次			
改药名称、时间、剂量及疼痛缓解程度			

2)运动缓解:肌张力障碍性疼痛可经活动缓解。患者可以做一些缓解肌张力的活动,每日 2~3 次,每次 30 分钟,以不引起劳累为宜。①站立,屈身弯腰向下,双腿稍分开,双膝稍弯曲,保持 10 秒;左手扶墙,右手抓住右脚,向后拉,维持数秒,然后换对侧下肢重复。②面向墙壁站立,双腿稍分开,双膝靠拢,手掌贴墙,身体前倾,感觉小腿肌肉牵拉,维持数秒后放松,重复数次。③坐在地板上,一腿伸直,另一腿弯曲、紧靠对侧腿股部,试将头靠向伸直的

腿,保持数秒,再换另一侧重复。

4. 手指和足趾麻木、刺痛

（1）原因分析:帕金森病患者姿势异常可能会诱发神经根和脊髓病变,如腰椎间盘突出导致脊神经根受压,慌张步态、脊柱后凸畸形和肌张力障碍等也是可能的原因。疼痛通常局限于某一神经根所支配的区域,表现为受累神经分布区域的感觉异常。

（2）照护策略:照护者应密切观察患者的疼痛程度、部位及伴随症状,并采取相应措施。①少用或不过度使用伴随疼痛的神经受压部位,避免屈曲和移动神经受压的部位,以免进一步压迫神经;②多睡觉可以让身体自然修复受损部位,必要时可适当延长睡眠时间,直到患者感觉好转或疼痛消退;③穴位按摩:按压位于拇指和示指指蹼之间的大肠经合谷穴,左右手交替按压1分钟,可以减轻疼痛;④患者应避免接触咖啡、汽水、香烟等刺激物,以免加重疼痛;⑤必要时遵医嘱服用止疼药。

5. 难以解释且忍受的疼痛,随情绪波动

（1）原因分析:中枢性疼痛由帕金森病本身引起,其机制与基底节感觉通路及丘脑-皮质-基底核环路有关。痛感没有明确的区域,很有可能是运动症状的前期征象。

（2）照护策略:中枢性疼痛可能受多巴胺通路介导,因此多巴胺能药物治疗有效。

6. 生活质量下降

（1）原因分析:与疼痛造成的舒适度下降有关。

（2）照护策略:照护者应为帕金森病患者营造安静、舒适的环境,让患者注意保暖,并穿着材质柔软的衣物,保持皮肤清洁,增加舒适度;注意倾听患者主诉,关注患者感受,给予触摸、陪伴,动作轻柔,避免疼痛刺激。运动情况是影响生活质量的重要因素之一,平时体育运动较多的患者生活质量优于运动较少的患者。另外,兴趣爱好对心理健康及性格有一定影响,兴趣爱好较多的患者生活质量高于兴趣爱好较少的患者。居家照护者应关注帕金森病患者的情绪变化,让患者参与丰富的生活活动,提高生活质量。

（四）照护误区

未明确诊断之前,随意使用止疼药,会加重患者疼痛和不舒适程度。照护者过分相信患者,未及时正确地评估患者的疼痛,滥用止疼药,会增加药品不良反应发生风险。疏于对患者疼痛的照护,会加重患者的焦虑和抑郁。

（五）评价

1. 患者的疼痛得到及时缓解。

2. 患者可客观描述及评估疼痛的真实情况,寻求正确的解决方式。

3. 患者的生活质量提高。

六、血压异常的照护

血压测量方法：照护者打开血压计，使水银柱垂直放置，打开水银柱开关，驱尽袖带内的空气后；让患者取舒适体位，将袖带平整置于患者上臂中部缠好，下缘距肘窝 2~3cm，松紧以能塞进一指为宜。照护者戴好听诊器，将听诊器胸件置于患者肱动脉搏动最强处，关气门后，一手固定胸件，另一手握加压气球加压充气，至肱动脉搏动音消失后水银柱再升高 20~30mmHg，然后缓慢放气，速度以水银柱下降 4mmHg/s 为宜，同时注意水银柱下降刻度和肱动脉搏动声音的变化（出现第一声搏动声音时水银柱所指刻度值为收缩压；搏动音突然变弱或消失时水银柱所指刻度值为舒张压）。血压测量完毕，照护者为患者整理好衣袖，使其舒适，然后收好血压计、听诊器。注意，关闭水银柱开关时应将血压计倾斜 45°。

直立性低血压也称体位性低血压，诊断标准为：平卧后站立 3 分钟，收缩压下降≥20mmHg 或舒张压下降≥10mmHg。约 40% 帕金森病患者同时伴发体位性低血压。帕金森病患者发生体位性低血压可增加跌倒骨折和心脑血管事件的发生率及病死率。因此，对于有体位性低血压的患者，居家照护者除要了解其血压波动的情况，更应注重给予照护措施，减少或避免意外事件的发生。体位性低血压合并卧位高血压指有体位性低血压且卧位时收缩压≥140mmHg 和（或）舒张压≥90mmHg。卧位高血压更易发生在傍晚和夜间，且往往不会出现任何临床症状，发生机制可能与自主神经调节受限有关。强烈建议每位患者行 24 小时动态血压监测，配合当日活动日记，以便了解全天血压波动情况。

（一）照护目标

1. 掌握测量血压的方法和技巧。

2. 知晓立卧位血压的正常波动范围。

3. 知晓血压异常时的表现，保证患者安全。

（二）照护原则

1. 关注可干预因素，维持患者血压稳定。

2. 患者出现血压异常时，采取有效措施，对症处理。

（三）常见问题及照护策略

1. 乏力、头晕、视物模糊

（1）原因分析：帕金森病患者有时会感觉乏力、头晕、视物模糊，甚至发生晕厥，主要是因为疾病导致自主神经调节障碍引起血管收缩异常，血管内血容量相对不足，出现低血压表现。

（2）照护策略：①照护者应了解患者的基础血压、立位血压、卧位血压、立卧位血压差值以及出现体位性低血压时的常见症状。②出现症状时，迅速大量饮水是缓解症状的一个有效的方法。快速饮水500mL，能使站立位收缩压增加30mmHg以上，并维持2小时（注意：白水以外的液体没有此效果）。为减少体位性低血压的发生，应保证患者摄入足量液体，推荐每日摄入2000~3000mL或更多水，可晨起饮500mL白水，减少晚餐后饮水，避免饮含糖饮料以及睡前饮水。此外，患者还应摄取10g/d左右的盐（至少8g/d）。③高腰弹力袜或腹带等对于体位性低血压有辅助治疗效果（注意：仅达膝部的弹力袜对体位性低血压无效，推荐使用腹带）。最近研发的腹部黏合剂在人站立时会自动膨胀，对于体位性低血压有很好的疗效。④肢体锻炼能够延长患者站立的时间，建议患者采用较安全的低强度运动方式，尽量避免在高温环境做剧烈运动，强度以感觉出汗为宜。直立位不耐受的患者可以在横卧或坐姿下进行锻炼，如使用固定的自行车或划船机、小号哑铃锻炼等。因静水压的存在，患者在水中进行直立运动时一般不会发生体位性低血压。注意：患者应该在运动前补充充足的水分，并且在运动后站立时要小心。⑤卫生间内马桶旁、水槽边缘以及淋浴地带安装手抓把手，使用带软管的喷头（淋浴时移动软管，而不是让患者移动）；患者洗澡时应备好淋浴长凳，水温不要超过60℃。⑥患者应避免进行水疗、桑拿浴、长时间热水澡。⑦患者应避免排便时过度用力或抬重物时憋气等增加腹腔或胸腔压力的动作，以免诱发体位性低血压。

1）体位性低血压：为了避免患者体位改变后出现乏力、头晕、视物模糊等症状，建议照护者特别关注患者起床时、如厕后、洗漱后、看电视等久坐后站起的动作，教会患者改变体位时做到"3个半分钟"，即做卧位-坐位-站位改变时，每个姿势停留半分钟，做一些伸展运动后再继续下一动作。例如起床，患者在醒来后不要马上起床，在床上躺半分钟，然后坐起来，坐半分钟后，双腿垂在床沿再等半分钟，然后站起，避免突然或过快用力猛起。为减少夜间起身频次，患者夜间小便不起身，在床上使用小便壶。晨、晚间洗漱后，患者要坐在床边或椅子上适当休息后再起立活动，出现症状时立即采取下蹲位或头部尽量放低，避免摔倒。患者起身时最好用手部寻找固定支撑点，帮助身体保持平衡。照护者应教会患者在出现头晕、黑蒙、眼冒金星等情况时，采取自救措施，如立即寻找固定物扶靠，避免跌倒，还可立即蹲下，降低身体高度与重心，收紧腿部、腹部及臀部肌肉可以短时升高血压。同时，照护者应随时跟在患者身边，减少意外发生。

2）餐后低血压：为了避免进餐后出现乏力、头晕、视物模糊等症状，建议患者少食多餐，并且减少碳水化合物的摄入量。进餐前饮500mL白水（也可饮1~2杯咖啡）有助于预防进餐后出现乏力、头晕、视物模糊的症状。进餐后出现乏力、头晕、视物模糊等症状在早、中、晚餐后均可发生,一般早餐后多见(65%),中餐(19%)、晚餐(16%)发生较少,大多在进食后 15 分钟出现,可持续 3 小时。目前认为,餐后低血压可能和摄入大量碳水化合物有关。如果患者餐后头晕经常发作,建议避免餐后立即活动,可卧床休息 1~2 小时,监测血压变化,床边站立不出现低血压表现后再活动。患者活动过程中应有人陪同,保证患者的安全。

3)服药后低血压:为避免患者服药后出现乏力、头晕、视物模糊等症状,居家照护者要了解患者所服药物的作用及不良反应。一些抗帕金森病药物会影响血压,尤其是在调整药物种类或剂量时要特别关注患者服药后是否出现乏力、头晕、视物模糊等症状。患者应坚持服药,不要随意自行调节药物的剂量,服药后不要单独外出行走或运动,应坐于椅子上或平躺于床上,以预防可能发生的体位性晕厥。照护者要告知患者服用某种药物可能会出现体位性低血压的表现,并教会其自救的方法;告知患者部分药物使用初期会引起体位性低血压的情况,但随着使用时间的延长,此症状会逐渐减轻或消失。

2. 晕厥

(1)原因分析:疾病累及自主神经功能区域导致心血管反射弧对血压的调节紊乱,不能有效调节血容量。帕金森病患者会出现坐位时血压正常,卧床时血压较高,这是自主神经调节障碍引起体位性血压异常的一种表现。由于血管调节作用受限,当患者改变体位时会出现各种血压异常,给生活带来诸多不便。

(2)照护策略:对于发生晕厥者,照护者可让其平卧,头部稍低以增加脑部供血,同时可掐人中促使其尽快恢复意识,松解衣物并使头偏于一侧,保持呼吸道通畅。若患者醒后 10~20 分钟,无头昏、乏力等不适,可坐起或站立。患者突发晕厥后,照护者要检查其有无摔伤,以便及时治疗。

3. 卧位血压较高

(1)原因分析:帕金森病患者会出现坐位时血压正常,卧床时血压较高,这是自主神经调节障碍引起体位性血压异常的一种表现。帕金森病患者由于血管调节作用受限,当改变体位时会出现各种血压异常表现,给生活带来诸多不便。

(2)照护策略:日间避免仰卧位是最简单、有效的方法。照护者要告知患者卧位性高血压的原因和危害,可以安排患者进行一些感兴趣的活动或做些事情,减少其空余时间,日间休息可采取躺在躺椅上双脚着地的姿势。卧位高血压更易发生在傍晚和夜间,且往往不会出现任何临床症状。夜间抬高床头 30°~45° 有助于患者降低血压(建议使用电动床或床垫,而不宜使用多个枕头)。患者应注意避免在睡前使用缩血管药和过多饮水。若以上措施不足以使血压下降至 150/90mmHg 以下,患者需在专业人员指导下服药,同时密切关注血压变化,避免安全隐患的发生。一些患者往往对降压药物高度敏感,服药后会出现血压调控障碍加重,甚至出现恶性低血压,造成严重后果。合适的降压药物应符合短效、体位性低血压不良反应最小两个条件。患者可能会在夜间起床,有些人甚至会起来很多次,为避免发生意外,可在医生指导下使用硝酸甘油贴(移除贴膜,其降压作用便可消除)。

(四)照护误区

对于存在体位性低血压的患者,采取低盐饮食,但过多限制钠盐摄入反而会加重体位性低血压的程度。对于存在卧位高血压的患者,血压超过正常值即采取药物治疗,但这些患者往往对降压药物高度敏感,易出现恶性低血压,造成严重后果。

(五)评价

1. 准确测量立卧位血压。

2. 能正确识别异常血压

3. 患者安全,无跌倒等意外事件发生。

第四节　饮食照护

帕金森病可累及口咽部及喉部肌肉,导致吞咽困难,进食速度减慢,食物在口腔和喉部堆积,若进食过快会引起呛咳。吞咽困难导致的吸入性肺炎、营养不良、恶病质往往是帕金森病高病死率的一个重要原因。另外,帕金森病患者肌肉震颤和强直等症状,会导致其进食动作缓慢、颤抖及不协调,照护者应耐心帮助患者心情愉悦地进食。这对患者增强身体素质及控制疾病发展都非常重要。

一、照护目标

1. 预防并发症发生。

2. 营造良好的进食环境,提高患者进食兴趣。

3. 最大限度地发挥患者的进食能力,让患者尽量自己就餐,必要时给予协助。

4. 保证患者营养均衡。

二、进食原则

1. 做好进食中的安全指导,发现并解决隐患事件。

2. 关注合并症相关特殊饮食限制。

3. 饮食类型多样化,摄入量足够。

4. 鼓励患者自行进食。

5. 维护患者进食中的自尊,帮助其建立自信心。

6. 合理搭配膳食,注意进餐与服药时间间隔。

三、常见问题及照护策略

1. 食物堆在嘴里没咽下去

(1)原因分析:帕金森病患者动作迟缓,咀嚼速度减慢。对于不能自行进食的患者,照护者喂饭过快,患者来不及咽下就继续喂下一口,导致食物在口腔堆积。

(2)照护策略:协助患者进食不宜过快,随时检查患者口腔情况,避免因咀嚼速度减慢导致食物堆积在口腔中,确保食物咽下后再喂下一口。为患者选择易消化的食物,避免干硬的食物。在进食馒头、花卷等食物时,可以配汤,帮助食物软化,利于咀嚼。

2. 食物呛入气管

(1)原因分析:若照护者对患者的吞咽困难问题未予以重视,在其自行吃饭或给予喂饭时,体位选择不当、进食或喂饭过快、每次进食或喂饭食物量过多、吃饭时注意力不集中等均可能使食物进入气管,引起呛咳,严重者可导致吸入性肺炎,甚至窒息。

(2)照护策略:照护者应注意观察患者就餐或喝水时有无呛咳的情况,如果存在,要予以重视;嘱患者进食时要选择半卧位或坐位(卧床患者可抬高床头 >30° 或协助其取半卧位),小口慢咽;进食要专注,尤其在咀嚼食物和下咽时不要说话。若患者出现显性误吸或窒息,照护者应立即采取救治措施。对于看得见的异物,可用手指挖出;如果异物看不见,不可盲目抠挖,应立即进行现场急救。

1)立位腹部冲击法:适用于意识清楚的发生噎食者。患者站立,照护者站立于患者身后,用双臂环绕其腰间,左手握拳并用拇指突起部顶住其上腹部,右手握住左拳,向后上方用力冲击、挤压,连续做 4 次,然后再拍打其后背数次。这样常可帮助患者将食物咳出。

2)卧位腹部冲击法:适用于意识不清、身材矮小、难以实施环腰立位冲击者。患者取仰卧位,头偏向一侧。照护者用右手掌压在患者上腹部(注意不要压住胸骨剑突,以防在冲击压迫时造成胸骨骨折),左手压在右手上,双手分指扣紧,两臂伸直,实施冲击性、快而有节律的压迫,反复冲击 4 次,然后查看其口腔,如果有食物,用手抠出。

3)自救法:噎食者自己取立位姿势,下巴抬起,使气管变直,将上腹部置于椅背、床头、桌边等处,连续向前倾压 6~8 次,也有助于使气管中食物被冲出。

3. 不能自己吃饭

(1)原因分析:帕金森病患者因震颤、肌强直及随意运动等症状,严重影响生活自理能力,导致不能自行进食,需要由他人协助完成。

(2)照护策略:根据患者的能力,选择适宜的餐具。如果发现患者出现不会使用或握不稳筷子的情况,可为其提供勺子;提供一些不需要使用餐具、可以用手抓取的食物,如玉米、白薯、花卷、包子、馒头。对于帕金森患者抓握不稳、不能将食物准确送入口中的问题,可借用特殊器具,如防抖勺子。这种餐勺相当于一个小型机器人,通过传感器捕捉运动姿态,不管帕金森病患者手怎么抖动,餐勺内的高速控制系统都能实时矫正,让勺面始终保持水平,辅助患者正常进食(图 3-4-1)。就餐的过程中,不要对患者期望值过高,患者由于各方面能力下降,出现饭菜遗撒的情况是很正常的,应避免指责,多给予鼓励,从而使其坚持自行完成进餐。

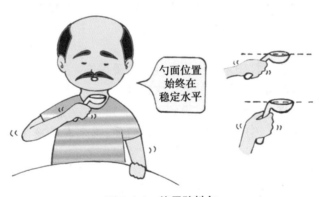

勺面位置始终在稳定水平

图 3-4-1　使用防抖勺

4. 饮食搭配不合理

(1)原因分析:帕金森病患者由于缺乏疾病相关知识,并且对饮食关注较少,导致对饮食的要求过于随意,食物营养搭配不合理,影响疾病的进程及降低治疗效果。

(2)照护策略:照护者应让患者了解饮食选择的重要性,告知患者食物搭配的原则,使帕金森病患者吃得更科学。

1)停止高果糖玉米糖浆摄入:帕金森病患者可能出现血糖失调和胰岛素抵抗问题。在临床上,糖尿病本身是帕金森病的一种较为常见的合并症,但出现血糖失调的帕金森病患者并不一定合并糖尿病。当帕金森病合并糖尿病时,患者可进一步出现步态障碍、姿势不稳和认知功能下降问题。

2）停止反式脂肪摄入：反式脂肪会增加机体的炎性反应，因此在饮食中避免反式脂肪的摄入是一种明智之举。可以确定的是，停止反式脂肪的摄入有助于减缓帕金森病的进展。

3）适量饮用绿茶和咖啡：绿茶中的茶多酚对6-羟多巴胺（6-hydroxydopamine，6-OHDA）诱导的帕金森病有预防和治疗作用。茶多酚具有抗氧化和保护多巴胺神经元的作用。咖啡长久以来被认为是有益于帕金森病防治的饮品，可以降低患病风险，并有助于改善症状。

4）多吃坚果和浆果：坚果（特别是核桃、夏威夷果和腰果）中含有优质脂肪成分，有助于减少氧化应激反应。浆果中含有的花青素也是一种强力抗氧化成分，维生素 E、辅酶 Q_{10} 等则对神经元有一定保护作用。

四、照护误区

照护者对患者过度照护，一切替患者完成，包括就餐喂食。若患者能够自己进餐，就可以让其自己进食，以增长信心。照护者不可为保证营养丰富，强迫患者吃不愿意吃的食物，导致其不配合，甚至引起不良情绪反应。

五、评价

1. 患者在进食过程中未发生误吸、噎食、烫伤等并发症。

2. 患者在安静、舒适、愉悦的环境中进餐。

3. 患者的进食行为被尊重且得到肯定，能独立或在协助下进食。

4. 患者进餐过程中食欲良好，摄入蛋白质、维生素及膳食纤维丰富的饮食，未发生营养不良。

第五节 用药照护

一、用药原则

1. 早期诊断，早期治疗 对于帕金森疾病，目前首选的治疗方案是药物治疗。目前临床常用治疗帕金森病运动症状的药物有：①拟多巴胺药（多巴胺能类），如左旋多巴和卡比多巴，左旋多巴类复合药物多巴丝肼（美多芭）是应用最广泛的药物；②中枢抗胆碱药，如苯海索、苯扎托品及丙环定；③促进中枢多巴胺释放及激动多巴胺受体药，前者如金刚烷胺，后者如溴隐亭。

2. 坚持"剂量滴定" 遵医嘱逐渐加量，尽量延长用药"蜜月期"，避免一次加大剂量，产生药品不良反应。

3. 遵医嘱按时、按量服药 切勿自行调整剂量，以免延误疾病治疗，甚至造成新的并发症。

4. 注意药物之间及药物与食物之间的相互反应,以免降低药效或增加药物的毒副作用。

二、常见用药不良反应及注意事项

常用抗帕金森病药的不良反应及用药注意事项见表 3-5-1。

表 3-5-1　常用抗帕金森病药的不良反应及用药注意事项

药物	不良反应	注意事项
左旋多巴及其复合制剂	厌食、恶心、呕吐、心律失常,异常不随意运动、"开-关"症状、精神障碍	避开进餐时间,以免药物与蛋白质发生反应,不仅降低药效且易造成胃肠道不适;遵医嘱缓慢加量,避免发生各种并发症
卡比多巴	单用极少发生不良反应;与左旋多巴合用可出现恶心、呕吐等	注意事项同左旋多巴及其复合制剂
卡左双多巴控释片	恶心、幻觉、精神错乱、头晕、舞蹈病和口干	需维持药片控释特性,不能咀嚼和碾碎药片,避免不良反应发生
苯海索(安坦)	诱发青光眼、前列腺肥大,使认知功能下降,青、中年人慎重应用;部分患者还可出现幻觉	青光眼、前列腺肥大患者禁用;服用期间应保证规律排尿,必要时使用利尿药及导尿;服药初期应关注其有无幻觉,注意安全
苯扎托品	外周不良反应较轻	服药初期应关注有无幻觉,注意安全;滥用可致成瘾,突然停药可出现撤药反应
金刚烷胺	失眠	需日间 16:00 前服用
司来吉兰	偶见低血压、恶心;与氟西汀、帕罗西汀同时服用可产生严重反应,如共济失调、震颤、高热、惊厥、心悸、流汗、脸红、眩晕及精神变化	缓慢增加药物剂量,减少消化道症状;避免与氟西汀和帕罗西汀同时服用
溴隐亭	恶心、呕吐、困倦、意识模糊、体位性低血压、精神症状,心脏瓣膜病变和胸膜纤维化等	驾驶汽车的患者服用有一定危险性,如不可避免驾驶,最好减药或停药

三、用药照护

1. 了解和预防副作用　帕金森病患者应正视疾病,可通过书籍、刊物及网络等多种途径了解用药相关知识(图 3-5-1),并根据医嘱用药。比如,用药治疗过程中若出现胃肠道反应,可选用多潘立酮(吗丁啉)缓解症状;抗高血压药利舍平、维生素 B_6 及抗精神病药会降低左旋多巴的疗效,应避免同时服用。

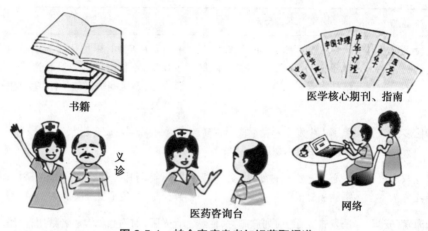

书籍

医学核心期刊、指南

义诊

医药咨询台

网络

图 3-5-1　帕金森病患者知识获取渠道

2. 掌握正确的服药时间　严格按照规定时间服药(表 3-5-2、图 3-5-2)。无特殊说明的药物可饭后半小时服用,以避免刺激胃肠。合理安排服药和进餐时间,避免饮食影响药物吸收,以发挥最大药效。

表 3-5-2　帕金森病药物特殊服药时间

药物名称	服药时间
左旋多巴及其复合制剂(美多芭、息宁)	避开进餐时间,可于餐前 1 小时或餐后 1.5 小时服用,以免药物与蛋白质发生反应,降低药效且造成胃肠道不适
司来吉兰	早餐及午餐时服用,避免傍晚或睡前服用,以免药品不良反应影响睡眠,如激越、错乱及幻觉等
金刚烷胺	避免傍晚后服用,以免夜间失眠

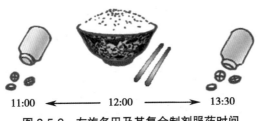

图 3-5-2 左旋多巴及其复合制剂服药时间

3. 饮食与左旋多巴 ①左旋多巴在服用后 60~90 分钟便会迅速离开血液,因此在血液中的浓度会出现波动(高涨与低落)。任何可使左旋多巴延迟进入血液的物质,都会影响药物进入脑内的量及药物治疗效果。②左旋多巴并不是从胃部吸收,而是在小肠内吸收的,因此任何延迟胃部排空的物质都会阻碍左旋多巴的吸收。③饮食中的蛋白质是经与左旋多巴相同途径吸收入血液,再至脑内的。因此,蛋白质与左旋多巴同服会阻碍药物的吸收,减慢药物到达脑内的速度。

4. 借助现代智能工具准确服药,提高患者生活自理能力和服药依从性 居家照护者要向患者讲解帕金森病药物治疗的重要性及必要性,告知自行加减药量或停药可能产生的不良后果,甚至有加快疾病进程的可能;帮助患者建立服药健康卡,记录患者用药情况,包括患者的用药名称、用药时间、用药剂量、用药方法以及用药禁忌,可以是笔记本形式也可以是塑封卡片等形式,放在固定位置,方便患者随时查阅。服药健康卡的建立,不但可以提醒患者及时用药,就医时提供给医生作参考,还可以加强患者对药物的认识和自我护理能力。同时,患者和照护者可借助定时药盒(能够按时提醒患者按量服用药物)、闹钟和手机 APP 等进行用药提醒。照护者可将药物放在固定位置;为患者设置提醒服药时间的闹钟,提醒患者按时用药;将药物按照服用的先后顺序摆放,可以通过设置不同颜色来方便患者区分药物;每天的药服完后,要按照顺序摆放,便于第二天服用;与医生建立良好的信任关系,若有病情变化及时就医,条件允许时应定期复查。

5. 坚持"剂量滴定",遵医嘱调整用药 帕金森病患者需终身服用药物。部分患者认为药物可以按照一个剂量一直服用,定期取药即可,因而忽视了复诊;有些患者过度关注多巴丝肼(美多芭)药物的"蜜月期",担心药量大会缩短"蜜月期"时间,发生药效降低的情况也不调整药物;有些患者自行根据症状轻重调整用药量,导致药物剂量过大。这些情况都是帕金森病药物治疗的误区。居家照护者及患者要在保证按时、准确服药的前提下,关注药品不良反应、用药注意事项,观察药物治疗效果,定期门诊随诊。在控制症状和避免药品不良反应之间找到平衡,制订恰当的用药剂量,遵医嘱逐渐加量,尽量延长用药"蜜月期",避免一次加大剂量,产生药品急性不良反应。"剂量滴定"的调药方法平稳、高效,能够降低药物带来的运动并发症的发生率,尤其是异动症的发生率,提高患者生活质量。

6. 照护帕金森病患者需要更多的耐心和细心 照护帕金森病患者不是一件容易的事情,需要更多的耐心和细心。照护者要将药物按服药时间放好,方便患者取用,服药时可直接倒入口中服下,同时注意水温,避免烫伤。如果患者存在吞咽障碍,不能吞服药片,照护者可以将药物压碎或碾成粉末冲服。注意,缓释片尽量不要碾碎服用,以免影响药物吸收和药效时间的控制。吞咽障碍患者服药、进食时须采取半坐位或坐位,避免发生呛咳和误吸。

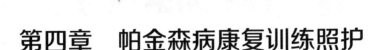

第四章　帕金森病康复训练照护

帕金森病是一种慢性进行性疾病,其患病率随人口的老龄化而增高。目前我国进入老龄化社会,帕金森病已成为较常见的神经系统变性疾病之一。该病的病因与发病机制目前还未被完全阐明,手术与药物治疗不能完全治愈众多症状,也不能改变疾病的进程和结局,而且存在副作用与风险。帕金森病患者在进行药物或外科手术治疗的同时,配合合理的康复训练,可延缓病程、改善心理状态,有助于预防疾病所致继发性功能障碍,维持一定的日常生活能力,提高生活质量。鉴于此,康复训练对帕金森病患者十分重要,尤其是早、中期帕金森病患者。

帕金森病的康复治疗方法包括运动疗法、作业疗法、物理因子治疗、语言训练等,其中前两种较为常用。以神经修复与可塑性原理为基础的运动疗法可降低肌张力,改善关节活动范围和步行能力,增强平衡协调能力。作业疗法的作用主要是改善患者的手功能和日常生活能力,提高生活质量。

第一节　康复训练原则

1. 指导康复训练应基于患者活动与参与的需要,训练计划的制订以功能评定为基础,保证训练计划具有针对性。

2. 康复训练需要由专业人员指导,患者、照护者共同参与,通过运动分析发现与任务导向和姿势控制相关的潜在功能障碍,再设定近期康复治疗目标。

3. 动作的设计应以参与日常生活的基本动作为基础,训练内容的设计应具有连续性,训练程度由易到难,循序渐进,增加趣味性及娱乐性,基本技能的强化训练与能力的提高训练相结合,强化训练与代偿训练相结合。

4. 让患者感知自己所处环境安全,整体的平衡与稳定是患者使用患侧参与训练的前提;任何肢体的移动都需要全身做出适应性调整。

5. 积极做好预防工作,尽可能避免功能障碍的发生和发展,避免压疮、损伤、误吸等并发症。

第二节 居家训练方法

一、运动疗法

运动疗法是指利用器械、徒手或患者自身力量,通过某些运动方式(主动或被动运动),使患者获得全身或局部运动功能、感觉功能恢复的训练方法。运动疗法着重进行躯干、四肢的运动、感觉、平衡等功能的训练,包括关节功能训练、肌力训练、平衡训练、步行训练等(视频 ER4-2-1)。运动疗法的原则是抑制不正常的运动模式,学会正常的运动模式;充分利用视、听反馈;让患者积极主动地参与治疗;避免疲劳,避免抗阻。

ER4-2-1 康复运动操

1. **松弛和呼吸锻炼** 找一个安静的地点,调暗灯光,患者尽可能舒服地仰卧,闭上眼睛,开始深而缓慢地呼吸。患者在吸气时腹部鼓起,想象气向上到达头顶;在呼气时腹部放松,想象气从头顶顺流而下,经过背部到达脚底,同时想象放松全身肌肉。如此反复练习 5~15 分钟。患者还可以取坐位,背靠椅背,全身放松,将两手放于胸前做深呼吸;平常可练习吹蜡烛和吹气球的动作,提高呼吸功能。

2. **面部动作锻炼** ①皱眉动作:尽量皱眉,然后用力展眉,反复数次,也可做用力睁、闭眼动作;②鼓腮锻炼:先用力将两腮鼓起,随后尽量将两腮吸入;③露齿和吹哨动作:尽量将牙齿露出,继之做吹口哨的动作。

3. **头颈部练习** 帕金森病患者的颈部往往呈前倾姿势,非常僵硬,许多人以为是颈椎病造成的。如果患者不注意颈部的运动和康复,容易加重姿势异常,表现为驼背日益严重。但在进行头颈部康复锻炼时要注意,帕金森病患者多为老年人,多伴有不同程度的颈椎病,因此在进行锻炼时一定要循序渐进,动作缓慢、轻柔,逐步加大动作幅度。下面介绍一套颈部康复方法。

(1)上下运动:头向后仰,双眼注视天花板约 5 秒,然后头向下,下颌尽量触及胸部。

（2）左右转动：头面部向右转并向右后看约 5 秒,然后用同样的动作向左转;面部反复、缓慢地向左右肩部侧转,并试着用下颌触及肩部。

（3）左右摆动：头部缓慢地向左右肩部侧靠,尽量用耳朵触到肩膀。

（4）前后运动：下颌前伸保持 5 秒,然后内收 5 秒。

4. 躯干练习

（1）侧弯运动：双脚分开与肩同宽,双膝微曲,右上肢向上伸直,掌心向内,躯干向左侧弯,来回数次,然后左侧重复。

（2）转体运动：双脚分开,略宽于肩,双上肢屈肘平端于胸前,向右后转体两次,动作要富有弹性。然后反方向重复。

5. 腹肌练习　平躺在地板上或床上,两膝关节分别曲向胸部,持续数秒;平躺在地板上或床上,双手抱住双膝,慢慢地将头部伸向两膝关节。

6. 腰背肌锻炼　①俯卧,腹部伸展,腿与骨盆紧贴地板或床,用手臂上撑,维持 10 秒;②俯卧,手臂和双腿同时高举离地,维持 10 秒,然后放松,反复多次。

7. 上肢及肩部练习　①两肩尽量向耳方向耸起,然后尽量使两肩下垂;②伸直手臂,高举过头并向后,保持 10 秒;③双手向下在背后扣住,往后拉 5 秒,反复多次;④手臂置于头顶上,肘关节弯曲,双手分别抓住对侧肘部,身体轮换向两侧弯曲。

8. 手部练习　①展平手掌,伸直掌指关节,可以用一只手抓住另一只手的手指向手背方向按压,防止掌指关节畸形;②用手心按在桌面上,尽量使手指接触桌面,反复练习手指分开和合并的动作;③为防止手指关节畸形,可反复练习握拳和伸指的动作。

9. 下肢锻炼　①双腿稍分开站立,双膝微屈,向下弯腰,双手尽量触地;②左手扶墙,右手抓住右脚向后拉,维持数秒,然后换对侧下肢重复;③“印度式盘坐”：双脚掌相对,将膝部靠向地板,维持并重复;④双腿摆成“V”形坐下,头先后分别靠向右腿、双脚之间和左腿,每个位置维持 5~10 秒。

10. 步态训练　大多数帕金森病患者都有步态障碍。轻者表现为拖步、走路抬不起脚,同时上肢不摆臂,没有协同动作;严重者表现为小碎步前冲、转弯和过门坎困难。做步态锻炼时,要求患者双眼直视前方,身体直立,起步时足尖尽量抬高,先足跟着地再足尖着地,跨步要尽量慢而大,行走时两上肢尽量做前后摆动。其关键是要抬高脚和跨步要大。患者锻炼时最好有其他人在场,随时提醒和纠正异常姿势。患者在起步和行进中,常会出现“僵冻现象”,脚步迈不开,就像粘在地上一样。遇到这种情况,不要着急,可以采用下列方法：首先将足跟着地,全身直立站好,在获得平衡之后,再开始步行。切记,行走时先以足跟着地,足趾背屈,然后足尖着地。可在前方每一步的位置摆放一块高 10~15cm 的障碍物,做脚跨越障碍物的行走锻炼。但这种方法比较麻烦,在家里不可能摆放很多障碍物,因此借助"L"形拐杖是一个很好的方法,还可借助下肢康复机器人等康复设备进行步态矫正训练。

11. 平衡运动训练　帕金森病患者会出现姿势反射障碍,行走时快步前冲,遇到障碍物或突然停步时容易跌倒,通过平衡锻炼能改善此类症状。①双足分开 25~30cm,向左右、前后移动重心,并保持平衡;②躯干和骨盆左右旋转,并使上肢随之进行大的摆动,对平衡姿势、缓解肌张力有良好的作用。

12. 语言障碍训练　帕金森病患者常因为语言障碍而越来越不愿意讲话,而不讲话,又会导致语言功能进一步退化。患者和亲属长期没有语言交流,加上缺乏表情,常造成情感上的交流障碍和隔阂。因此,患者必须经常进行语言功能训练。

（1）舌运动锻炼:保持舌的灵活性是讲话的重要条件之一,所以要坚持练习以下动作:①舌头反复伸出和缩回;舌头在两唇间快速左右移动;舌尖沿口唇做快速环行运动;②快速、准确地说出"拉-拉-拉""卡-卡-卡""卡-拉-卡",重复数次。

（2）唇和上下颌锻炼:①缓慢地反复做张嘴、闭嘴动作;②上下唇用力紧闭数秒,再放松;③反复做上下唇噘起动作,如接吻状,再放松;④快速地反复做张嘴、闭嘴动作,重复数次;⑤快速说"吗-吗-吗……",休息后再重复。

（3）朗读锻炼:缓慢而大声地朗读一段诗歌或优美的散文,可以根据患者的喜好来选择朗读的素材。最好是朗读诗歌,如唐诗、宋词或现代诗歌。诗歌有抑扬顿挫的韵律,读起来朗朗上口,既可以治疗语言障碍,又可以培养情操,好的诗歌还可以激发患者的斗志。

（4）唱歌练习:患者可以选自己喜欢的歌曲来练习。有的患者反映,患病后说话不利索,而唱歌却不受影响,坚持练习唱歌之后,说话也明显改善。更重要的是,唱歌可以锻炼肺活量,有利于改善说话底气不足的感觉,还能预防肺炎。

（5）语言训练:①让患者有意识地大声说话,强调每一个字都要尽量发音准确。一般,可让患者面对镜子在治疗师的教导下进行训练,注意口形、舌的位置和面肌表情。②在患者嘴唇涂蜂蜜,让患者用舌舔以训练舌唇动作。③练习唱歌,1 次 / 天,30 分钟 / 次。

二、作业疗法

作业疗法（occupational therapy,OT）是应用有目的、经过选择的作业活动,对由于身体、精神、发育有功能障碍或残疾,以致不同程度地丧失生活自理和劳动能力的患者,进行评价、治疗和训练的过程,是一种康复治疗方法。作业疗法的目的是使患者最大限度地恢复或提高独立生活和劳动能力,使其能作为家庭和社会的一员过着有意义的生活。这种疗法对功能障碍患者的康复有重要价值,可帮助患者恢复功能,改变异常运动模式,提高生活自理能力,缩短回归家庭和社会的过程。

针对帕金森病患者的作业疗法主要是激发患者的兴趣,增加关节活动范围,改善手功能,纠正前倾姿势,提高日常生活活动能力。例如,捏橡皮泥、拧螺丝、编织、拉锯、写毛笔字等有助于增加关节活动范围;站立位进行各项抬头高位操作,纠正前倾姿势。患者还可进行站立、行走、穿衣、洗漱、进食、大小便和写字等日常生活活动技能训练,2 次 / 天,每次 30 分钟。

对于日常生活活动能力的训练分为早期和晚期。疾病的早期治疗是尽可能通过维持粗大和精细协调活动、肌力、身体姿势和心理状态,让患者实现日常活动自理,保留自己的习惯、兴趣和爱好,与家人、社会正常交往。重点选择穿、脱衣服,坐、站转换,进出厕所、淋浴间或浴池,携物行走,上下车等活动作为训练内容。随着病情发展,患者的活动能力逐渐受限,因此后期训练应最大限度地维持其原有功能和活动能力,加强日常活动的监督和安全防护,选择简单、容易操作、省力的方法完成各种活动。

帕金森病患者在做康复训练时要注意环境安全,并有照护者陪伴;选择合适的衣裤、鞋子;训练强度适中,忌劳累;患者能够主动配合,无不良情绪。照护者还要给予患者安慰、鼓励等心理支持。

三、其他康复锻炼方法

帕金森病治疗后期,康复锻炼和药物服用、外科治疗缺一不可。即便是重度患者也可以在家人的协助下进行力所能及的锻炼。

目前,国内首套专门针对帕金森病患者的健康操视频已发布。长期坚持锻炼,对缓解肌肉僵直、增强身体平衡能力和缓解功能障碍都会有积极作用。帕金森病健康操主要分 3 个部分——放松热身、牵伸运动和协调平衡运动。

太极拳节奏慢、动作大,非常适合帕金森病患者锻炼,可以有效改善步态及平衡能力,整体提升记忆力,降低发生老年痴呆的风险。有研究显示,通过练习太极拳,患者的日常活动受限减轻,独立自主性提高,对家属的依赖性减少且睡眠质量及日间精神状态均有整体改善。

健身气功八段锦是我国古代的一种传统医疗保健功法,共有八节运动。八段锦融合了中医的阴阳五行、经络学说,有锻炼平衡能力、防病治病、纠正形体等作用,针对性强、适用面广,是动静结合、身心互动、健患均益的健身方法,尤其对改善帕金森病患者的平衡能力非常有益(视频 ER4-2-2)。

ER4-2-2　八段锦

参考文献

1. 陈生弟,乐卫东,陈先文.帕金森病.北京:人民卫生出版社,2006.

2. 贾建平,陈生弟.神经病学.7版.北京:人民卫生出版社,2015.

3. 刘疏影,陈彪.帕金森病流行现状.中国现代神经疾病杂志,2016,16(2):98-101.

4. 陈晓春,潘晓东.神经科查体及常用量表速查手册.北京:化学工业出版社,2013.

5. (美)赫登(Herndon,R.M.)著.神经疾病分级评分量.贾建平等译.北京:化学工业出版社,2010.

6. 尤黎明,吴瑛.内科护理学.北京:人民卫生出版社,2017.

7. 孙建萍.老年护理学.北京:人民卫生出版社,2016.

8. Fahn S,Jankovic J,Hallett M.运动障碍疾病的原理与实践.陈生弟,陈彪译.北京:人民卫生出版社,2013.

9. 何菁,龚丝语,徐筱春.社区居家帕金森病患者安全措施的建立与实施.上海护理,2014,14(3):71-73.

10. Martinez-Martin P. Nonmotor symptoms and health-related quality of life in early Parkinson's disease. Mov disord,2014,29(2):166-168.

11. 张秀娟.运动疗法治疗帕金森病平衡及步行功能障碍的效果观察.中国实用神经疾病杂志,2017,2:48-50.

12. 郑娟霞,郑娟芬,郑娟丽,等.中风后遗症功能性便秘病人使用中医适宜技术的干预效果研究.护理研究,2014,28(12):4300-4301.

13. 张红剑,沈雪琴.腹部穴位按摩配合生大黄贴敷预防老年便秘50例.护理研究,2012,26(5):1214.

14. 孟令勤,王勇,刘源,等.帕金森病相关性肠梗阻的临床研究.中国血液流变学杂志,2012,22(2):280-282.

15. 茅丹.1例帕金森病合并麻痹性肠梗阻患者的护理.当代护士,2016,1:137-138.

16. Jones PS,Winslow BW,Lee JW,et al. Development of a caregiver empowerment model to promote positive out-comes. J Fam Nurs,2011,17(1):11-28.

17. McLennon SM,Habermann B. The physical and mental health of spouse caregivers in dementia:finding meaning as a mediator of burden. Aging Ment Health,2011,15(4):522-530.

18. Massano J,Bhati KP. Clinical approach to Parkinson's Disease:Features,diagnosis,and

principles of management. Cold Spring Harb Perspect Med, 2012, 2(6):a008870.

19. Stacy M. Nonmotor symptoms in Parkinson's disease. Int J Neeurosic, 2011, 121(S2):9-17.

20. 丁一,张智慧.心理护理干预对帕金森病抑郁症患者抑郁症状的影响.中国实用神经疾病杂志,2014,18:131-133.

21. 王静梅,张锐芝,周颐.心理护理对帕金森病辅助治疗价值的研究.国际护理学杂志,2010,7:967-969.

22. 赵鹏,朱红灿,朱晓临,等.帕金森病患者睡眠障碍的研究.临床神经病学杂志,2010,23(5):337-340.

23. 尹又,黄流清,李澎,等.帕金森病患者睡眠障碍的研究进展.中华行为医学与脑科学杂志,2014,23(1):91-93.

24. 王轶瑾,王玉平.不宁腿综合征临床研究进展.中国现代神经疾病杂志,2008,8(3):183-187.

25. 中华医学会神经病学分会睡眠障碍学组.中国成人失眠诊断与治疗指南.中华神经科杂志,2012,45(7):534-540.

26. 刘辉,欧汝威,商慧芳.帕金森病疼痛机制研究进展.中国现代神经疾病杂志,2017,8:586-589.

27. 邓娟,刘俐,黄静.帕金森病患者疼痛的患病率及临床特点.现代临床护理,2017,10:7-11.

28. 胡晓,卞玮婷,闫福岭,等.帕金森病患者的体位性低血压.临床神经病学杂志,2012,25(5):388-390.

29. 何颜结,邹海强.帕金森患者发生体位性低血压和卧位高血压的机制及处理意见.中华临床医师杂志,2013,24:11826-11829.

30. 朱冰冰,王炳银,刘峰,等.体位性低血压的研究进展.中国当代医药,2016,23(13):11-14.

31. 吴海英,樊晓寒.高血压合并体位性低血压治疗的困惑.实用医院临床杂志,2011,8(3):3-6.

32. 于金华,徐雪英.家庭护理干预对降低居家帕金森病患者药物漏服的影响.临床医药文献杂志,2017,4(2):316.

33. 王玲,李雪芬,许梅,等.出院准备对居家帕金森病患者服药依从性的影响.护士进修杂志,2017,20:126-127.

34. 何一川,李殿友,孙伯民.帕金森病吞咽障碍.中国老年学杂志,2014,34:6848-6851.

35. 汤玉霞.脑卒中患者吞咽障碍的康复护理.中国伤残医学,2014,4:189-190.

36. Kalf JG, de Swart BJ, Bloem BR, et al. Prevalence of oropharyngeal dysphagia in Parkinson's disease: a meta-analysis. Parkinsonism Relat Disord, 2012, 18(4):311-315.

37. 王茂斌 . 神经康复学 . 北京:人民卫生出版社,2010.

38. 张通 . 神经康复治疗学 . 北京:人民卫生出版社,2011.

39. 卓大宏 . 中国康复医学 . 北京:华夏出版社,2003.

40. 郭根平 . 帕金森病患者的康复治疗 . 中国全科医学,2005,8(14):1197-1198.